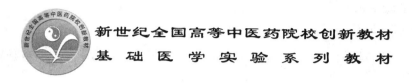

新世纪全国高等中医药院校创新教材

基 础 医 学 实 验 系 列 教 材

总主编 肖子曾 严 杰　　总主审 黄政德

医学机能学实验教程

（供医药类相关专业用）

主 编 严 杰 刘慧萍

U0201347

中国中医药出版社

·北 京·

图书在版编目（CIP）数据

医学机能学实验教程/严杰，刘慧萍主编 . —北京：中国中医药出版社，2013.11
基础医学实验系列教材
ISBN 978 - 7 - 5132 - 1443 - 8

Ⅰ . ①医…　Ⅱ . ①严…　②刘…　Ⅲ . ①机能—人体生理学—实验—中医药院校—教材
Ⅳ . ①R33 - 33

中国版本图书馆 CIP 数据核字（2013）第 085859 号

中 国 中 医 药 出 版 社 出 版
北京市朝阳区北三环东路 28 号易亨大厦 16 层
邮政编码　100013
传真　010 64405750
北京时代华都印刷有限公司印刷
各地新华书店经销
＊
开本 787 × 1092　1/16　印张 11　字数 238 千字
2013 年 11 月第 1 版　2013 年 11 月第 1 次印刷
书　号　ISBN 978 - 7 - 5132 - 1443 - 8
＊
定价　25.00 元
网址　www.cptcm.com

如有印装质量问题请与本社出版部调换
版权专有　侵权必究
社长热线　010 64405720
购书热线　010 64065415　010 64065413
书店网址　csln.net/qksd/
官方微博　http：//e.weibo.com/cptcm

《基础医学实验系列教材》
专家指导委员会

前　言

　　随着现代医学科学技术、教育科学技术的进步与发展，医学教学理念也发生了深刻变化。尤其在基础医学教学领域，不仅要求在教学过程中传授理论知识，更要求加强学生动手能力的训练，而且还要求教学方法、内容、手段规范和先进，以适应高等中医药院校发展的要求。

　　为此，湖南中医药大学在近 20 年基础医学实验教学改革的基础上，借鉴其他院校的经验，依照教育部对实验教学改革的要求，编写了本套基础医学实验系列教材，包括《人体解剖学实验教程》、《医学显微形态学实验教程》、《医学免疫学与病原生物学实验教程》、《生物化学与分子生物学实验教程》、《医学机能学实验教程》、《中医基础课程实验教程》6 本，主要适用于高等中医药院校各专业基础医学实验课程的教学。本系列教材打破了传统的学科界限，将性质相似的实验课重新组合；改变了传统的实验模式，提高了综合性实验和设计性实验的比例；用现代实验方法验证中医的经典理论。

　　由于我校基础医学实验教学条件所限，该套教材难免存在不足之处，恳请读者、教师和学生提出宝贵意见，以便再版时修订提高。

《基础医学实验系列教材》

编委会

2012 年 9 月

编写说明

随着全国高等中医药院校基础医学实验教学改革的发展，在基础医学实验教学领域，转变实验教学观念、调整专业设置、更新教学内容、改革管理体制、整合实验教学资源、创新医学机能学实验教学内容和模式已成为全国高等中医药院校实验教学改革的趋势。因此，我们总结近10余年医学机能学实验教学的实践经验，借鉴其他兄弟院校机能学实验教学改革和教材编写经验，编写了这本《医学机能学实验教程》，可用于高等中医药院校各专业医学机能学实验教学。

医学机能学实验课主要包括生理学、病理生理学、药理学三门课程，另外我们还增加了与机能学实验相关的部分方剂学、实验针灸学的内容。本教材从人体机能学实验的基本理论、基本知识、基本技能出发，系统地组织实验项目，使学生能通过机能学实验的基本训练，逐步熟悉动物实验方法、疾病模型的复制、药物疗效和毒性的观察，从而掌握实验设计、数据统计分析、论文撰写等。对于培养医学生的科学精神、创新能力、实践能力和综合分析能力具有较重要的意义。

本教材内容较充实、完整，体现了多学科知识融汇的特点。实验项目选择注重实用性，既编写了基本常规验证性实验，又充实了新开设的综合性实验。

本教材在编写过程中得到了相关教研室老师的鼎力支持，在此一并表示衷心的感谢！由于我们的学术水平和编写能力有限，难免会存在缺点和错误，希望使用本教材的同行和医学生们提出宝贵意见和建议，以利于今后修订和完善。

《医学机能学实验教程》

编委会

2013 年 7 月

目 录

上 篇 机能学实验基本知识

第一章 绪 论

一、机能学实验简介

机能实验学是一门研究生物正常机能、疾病发生机制和药物作用规律的实验性学科。机能实验学课程是随着基础医学教学改革，尤其是实验教学改革的深入逐步建立起来的，它继承并发展了生理学、药理学和病理生理学实验课程的核心内容，并且更加强调学科之间的交叉融合，更加重视新技术的应用，更加注重学生创新能力的培养。新课程体系的建立是与实验教学模式的改革相配套进行的。近年来，全国许多医药院校都已组建了机能学综合实验室，并在转变教育观念、更新教学内容、改革管理体制、创建新型教学模式等方面做了积极的探索。随着实验教学仪器的更新和综合实验室的组建，机能实验学也逐渐发展成熟，在课程体系、教学内容、教学手段和培养目标等方面已具备一定的特色。目前，机能实验学已成为重要的基础医学课程。

机能实验学是一门实践性很强的学科，在对学生进行系统、规范的实验技能训练的同时，更加注重创新能力的培养。本课程为学生提供了一个理论联系实际、大胆实践操作和积极思考的机会，以使其掌握基础医学实验的基本规律，为发挥创造性思维提供了一个思考和实践的空间。学习机能实验学，掌握医学实验的基本规律，训练医学实验的基本技能，培养科学的思维方法，对于一个医学生十分重要。这些知识、技能和基本素质，将成为学习后续课程、进行临床医学实践和医学科学研究的坚实基础。

二、机能学实验的基本类型

根据实验研究所需的时间长短，一般将医学机能学实验分为急性动物实验、慢性动物实验两类。急性实验又可分为在体实验和离体实验。各种类型的实验均可从不同的水平去研究医学客观事物。

1. 急性动物实验　急性在体实验研究又叫活体实验或体内实验，是在将动物麻醉或破坏大脑的条件下，人们观察其不同状态整体或某一器官、系统的代谢及机能和形态结构改变。例如，对心血管活动、呼吸运动、胆汁分泌和肾脏泌尿功能的研究，我们可通过血压、呼吸记录和胆汁、尿量收集进行研究。急性离体实验又称体外实验，即从动物体内取出所要研究的器官、组织或细胞，如心脏、血管、神经、肌肉、肠段等，也可用无菌操作方法从离体的器官组织中分离出细胞，置于能够保持其生理功能的人工环境中开展实验研究或培养增殖后再行研究与分析。急性动物实验在短时间内可以完成，无需严格的无菌操作，有方便、适用和实验条件简单、易于控制等特点，是机能实验教学中常用的实验方法。其不足之处是观察时间短，获取资料不全面；麻醉可能影响动物的各种生理功能。因此，常用于一些病程短、发病急的疾病研究，或用于观察疾病发生、发展过程的某一阶段的研究。

2. 慢性动物实验　即在无菌条件下进行手术操作，暴露所研究的器官（如各种造瘘术）或摘除、破坏某一器官（摘除某一内分泌腺、破坏迷路等），或埋电极于神经中枢作为刺激或引导电极，待伤口长好后，在接近正常生活条件下进行实验研究，从而保证了实验动物的状态较为接近自然生活条件，并可进行长时间的、较为系统全面的观察，便于对动物模型开展机能、代谢变化和组织、形态结构改变研究。但在机能实验教学中因教学时间的限制，不可能进行长时间实验观察，故较少应用。

三、机能学实验研究水平与层次

从研究方法和知识的获得来说，机能学科是实践性极强的学科群，其发展与其他自然学科的发展密切相关，并且相互影响、相互促进；科学技术发展和新技术不断应用于机能学实验研究，使得机能学科的知识与理论发展日新月异。细胞是构成机体的最基本单位，许多不同的细胞构成组织或器官。执行某一生理功能的不同器官相互联系，构成器官系统。整个机体就是由各个器官系统相互联系、相互作用而构成的一个复杂的有机体。因此，机能学研究就是从细胞和分子、器官和系统以及整体这三个水平开展的。

1. 细胞和分子水平研究　构成器官系统的基本单位是细胞，而细胞及构成细胞的各种生物分子的物理学、化学和生物学特性决定了其所构成的器官的生理功能。因此，研究一个器官的功能要从细胞和分子水平进行。在许多情况下，将要研究的某种组织细胞从整体取下，在人工的生理环境下对其功能进行研究，故细胞和分子水平的研究常常通过体外实验法。但不能简单地把体外实验结果直接用于推测或解释细胞在完整机体内的功能和作用。体内细胞所处的环境比体外实验时复杂得多。对某一细胞进行在体功能分析，必须考虑其所处环境及其变化对细胞功能的影响。

2. 器官和系统水平研究　体内各个器官、系统的活动规律、影响因素与调节及其在整体生命活动中的意义和作用研究称为器官和系统水平研究。通常采用在体或离体法研究某一器官或系统的功能变化和影响因素，如用离体"蛙心"观察电解质对心脏活动的影响，这是器官和系统水平研究。

3. 整体水平研究　整体水平研究是指对完整机体的各个系统功能活动之间的相互

关系，以及完整机体与环境之间的对立统一关系的研究。例如从整体水平研究自然环境的变化（如温度、湿度、气压等）对人体功能活动的影响，以及机体对这些情况的适应过程；研究各种社会活动、社会条件、思想情绪、精神状态等对人体整体及各器官系统功能的影响；研究整体活动中各系统功能的调节机制与相互影响、相互协调的规律。

四、机能学实验教学发展趋势与要求

传统的机能实验教学模式是按学科设立教学实验室，开设以验证各自课程理论知识为主的实验项目。虽然传统模式在高等医学教育发展的历史长河中起了不可否定的主导作用，但随着科学技术和医学科学的发展，其不利于学科间交叉、渗透与融合，忽视了对学生进行基本技能和综合素质的培养等不足已经显现出来，已不能很好地适应医学教育的发展。综合生理学、病理生理学、药理学的实验教学内容，编写综合性机能实验指导，开设综合性机能实验的实验教学改革正在全国各高校逐步展开，层层深入。这种综合化、整体化的医学机能实验教学的发展趋势对机能实验教学提出了开放化的新要求。同时开放化的机能实验教学既需要建设先进的现代化实验室，又要求学生全面掌握各种机能实验技术和方法、实验研究手段。开放式实验教学对学生开设综合性、创新性和设计性实验，这要求学生在具有一定的医学专业知识的基础上，能够灵活运用机能实验技术和方法，进行实验设计，开展探索性或创新性实验研究。同时也迫切需要一本融现代教育理念、现代教育技术、实用机能学实验技术与方法为一体的机能实验方法学教材或参考书，供医学本科生、研究生、机能学科的教师和实验技术人员学习、使用与参考，使他们能根据研究内容与目的，选择所需实验技术与方法，设计实验，开展实验研究，从而达到授人以渔的教育教学目的。

五、机能学实验教学要求和实验室规程

（一）学习机能实验学课程的目的

1. 了解机能学实验的基本方法和常用仪器装置。
2. 学习和掌握机能实验学的基本技能和基本操作。
3. 认识人体及其他生物体的正常功能、疾病模型及药物作用的基本规律。
4. 培养学生科学研究的基本素质，培养学生客观地对事物进行观察、比较、分析和综合的能力，以及独立思考、解决实际问题的能力。

（二）学习机能实验学课程的要求

1. 实验前

（1）认真阅读实验指导，充分了解本次实验的目的、要求、实验步骤、操作程序及注意事项。

（2）结合实验内容复习相关理论，预测各实验项目应得结果。

（3）预估实验过程中可能出现的问题和产生的误差，确定解决和纠正的方法。

2. 实验中

（1）认真听取实验指导老师的讲解和观看示教操作，特别注意指导老师强调指出的实验操作步骤和注意事项的讲解，严格按照实验步骤进行操作，不得擅自进行与实验无关的活动。

（2）实验过程中要严格按照实验步骤循序操作，不得随意变动和进行与实验无关的活动。在以人体为对象的实验，要特别注意人身安全。爱护实验动物和器材，并节约实验药品和材料。实验器材的放置力求整齐、有序。

（3）注意力要高度集中，仔细、耐心、敏锐地观察实验所出现的现象，如实记录实验结果并联系理论进行思考。对没有达到预期结果的项目，要及时分析原因，或是重复该部分实验。

（4）在进行哺乳类动物实验时，因操作复杂，项目多，应由组长对组内成员进行合理而明确的分工，使各位学生既各尽其责，又相互配合，以保证按时圆满完成实验任务。另外，在不同的实验中，实验小组成员应轮流承担实验操作和项目，力求各人的学习机会均等。

（5）实验中如遇到疑难问题，应先设法自行解决，如有困难，再请指导老师帮助解决。

3. 实验后

（1）将实验仪器整理就绪，实验器皿和器械清洗擦干净。

（2）在老师指导下，妥善处理动物和标本，打扫室内卫生。

（3）整理实验记录，认真撰写实验报告，按时上交，由指导老师批阅。

（三）实验室规程

1. 实验人员进入实验室必须穿好实验工作服，严格遵守实验室各项规章制度和操作规程。

2. 保持实验室内的整洁、安静，不得迟到、早退，严禁喧哗、吸烟和吃零食，如有违者，指导老师有权停止其实验。

3. 实验室内各组人员要使用本组的仪器和器材，不得与他组调换，以免混乱。实验者在未熟悉实验仪器和设备性能及使用要点之前，不得轻易动手操作。如遇仪器损坏或机件不灵，应报告指导老师或实验技术人员，以便修理或更换，不得擅自拆修和调换。

4. 爱护实验动物，注意节约各种实验器材及药品。在实验中如被动物抓伤、咬伤，应立刻报告指导老师，进行妥善处理。

5. 实验结束后，学生应自觉整理好实验仪器设备，做好清洁工作，经指导老师或实验技术人员检查后方可离开实验室。

第二章 机能学实验设计的原理与方法

一、实验设计的基本程序

实验设计是通过学生自行设计实验，了解机能学实验研究的基本过程，使学生具有一定的实验研究能力。这对理解课堂讲授的已知规律和应用已知规律去探讨、开创新的未知世界有重要的作用，因此完成一个好的实验设计对培养开拓型人才有重要的意义。

实验研究的基本程序包括立题，设计，预备和正式实验，实验资料的收集、整理、统计分析，总结和完成论文。

立题在实验设计中具有第一位重要性，立题时需要注意科学性、先进性、可行性和实用性。

科学性是指选题有充分的科学依据；先进性是指选题对已知的规律有所发现和创新；可行性是指立题时考虑已具备的主、客观条件；实用性是指立题有明确的目的和意义。

立题的过程是一个创造性思维的过程，它需要查阅大量的文献资料及实践资料，了解本课题近年来已取得的成果和存在的问题；找出要探索的课题关键所在，提出新的构思或假说，从而确定研究的课题。

实验设计是根据立题而提出的实验方法和实验步骤，是完成课题的实施方案。它包括实验材料和对象、实验的样本例数和分组、技术路线和观察指标、数据的收集和处理方法等。

二、实验设计的三大要素

实验设计包括三个基本要素，即实验对象、处理因素、观察指标。

（一）实验对象的选择

机能学实验的对象包括人和动物。为了避免实验给人带来损害或痛苦，除了一些简单的观察，如血压、脉搏、呼吸、尿量的实验可以在人体进行以外，主要的实验对象应当是动物，选择合适的实验动物对实验的成功有重要的意义，选择的条件如下：

1. 要选择接近于人类而又经济的动物 灵长类动物最接近人，但价格昂贵，有时实验需用大动物完成，可选用犬、羊、猴。一般常选择的实验动物为家兔、大鼠、小鼠，它们比较接近于人类而价格又比较便宜。

2. 根据实验要求选择动物的品种   其中以纯种动物为佳，且应是健康和营养良好的动物。

3. 根据实验要求选择动物的年龄、体重、性别   一般选择发育成熟的年幼动物，对性别要求不高的动物雌雄混用，但分组时应雌雄搭配。与性别有关的实验，只能用某种性别的动物。

（二）处理因素

处理因素是指对实验对象施加的某种外部干预。给实验动物以各种处理，包括接种细菌、毒素等生物病菌，给予化学制剂或药物；进行创伤、烧伤等物理刺激等。处理实验对象的目的有两个方面，一是复制人类疾病的动物模型，观察其发病机制；二是进行实验治疗，观察药物或其他治疗手段的疗效。

1. 人类疾病动物模型的复制   人类疾病的动物模型包括整体动物、离体器官、组织细胞。在复制动物模型时，一般遵守以下原则：

（1）相似性原则：即复制的模型尽可能近似人类疾病。最好是找到与人类疾病相似的动物自发性疾病。如有一种大鼠会自发产生高血压，称为原发性高血压病大鼠（SHR），猪有自发性动脉硬化，用它们来研究人类的高血压或动脉硬化则比较理想。但动物与人相似的自发性疾病模型不多见，往往需要人为地在动物身上复制，需注意相似性原则。

（2）重复性原则：即复制模型的方法要标准化，使疾病模型可以重复复制。为此，选择的动物、实验方法、使用的仪器和环境因素应力求一致，即有一个标准化的模型复制方法。

（3）实用性原则：即复制的方法尽量做到经济易行。如灵长类动物在相似性上最好，但价格昂贵；如果能用中小动物（家兔，大、小鼠）复制出类似人类疾病模型，则更为实用可行。

2. 疾病处理和实验治疗   给予药物治疗和观察治疗效果是综合性机能实验的一个重要方面。在设计时可分为两类：

（1）单因素设计：是指给一种处理因素（如药物），观察处理前后的变化，它便于分析，但花费较大。

（2）多因素设计：是指给几种处理因素同时观察，用析因分析法进行设计，它能节省经费和时间。

（三）观察指标

设计一些好的观察指标是体现实验的先进性和创新性的重要环节。观察指标是反映实验对象在经过处理前后发生生理或病理变化的标志。它包括计数指标（定性指标）和计量指标（定量指标）、主观指标和客观指标等。指标的选定需符合以下原则：

1. 特异性   指标能特异地反映观察现象的本质，不会与其他现象相混淆。如高血压中的血压（尤其是舒张压）可作为高血压病的特异指标；血气分析中的血氧分压和二氧化碳分压可作为呼吸衰竭的特异指标。

2. 客观性　最好选用各种仪器检测的客观指标，如心电图、脑电图、血气分析、生化检测等。由仪器报告定量的数据不受主观因素影响，而主观指标（如肝、脾触诊）易受主观因素影响，造成较大误差。

3. 重现性　在相同条件下指标所测的结果可以重现。重现性高的指标一般意味着偏性小，误差小，能较真实地反映实际情况。为提高重现性，需注意仪器的稳定性，减少操作的误差，控制动物的机能状态和实验环境条件。在注意到上述条件的情况下，重现性仍然很小，说明这个指标不稳定，不宜采用。

4. 灵敏性　指标反映处理因素带来的变化的灵敏程度，最好选用灵敏性高的指标，它是由实验方法和仪器的灵敏度共同决定的。如果灵敏性差，对已经发生的变化不能及时检测出，或往往得到假阴性结果，这种指标应该放弃。

三、实验设计的三大原则

实现实验设计的科学性，除了对实验对象、处理因素、观测指标作出合理的安排以外，还必须遵循实验设计的三个原则，即对照原则、随机原则、重复原则。

（一）对照原则

设置对照是为了使观察指标通过对比发现其特异变化。要具有可比性，在比较的各组之间，除处理因素不同外，其他非处理因素尽量保持相同，从而根据处理与不处理之间的差异，了解处理因素带来的特殊效应。通常实验应当有实验组和对照组。对照组与实验组有同等重要意义。因为在实验中难免有非处理因素干扰造成的误差，如动物个体差异、实验环境的作用等。如果设立一个对照组，应选择同一种属和体重、性别相近的动物，在同一实验环境下进行实验，仅仅是不给特殊的实验处理，由于实验组与对照组的非处理因素处于相同状态，两者对比可消除非处理因素带来的误差。对照有多种形式，可根据实验目的加以选择。

1. 空白对照　亦称正常对照，对照组不加任何处理因素。如观察某降压药的作用时，实验组动物服用降压药，对照组动物不服用药物或服用安慰剂。

2. 自身对照　对照与实验均在同一受试动物身上进行。例如用药前后的对比，先用 A 药后用 B 药的对比，均为自身对照。

3. 相互对照　又称组间对照。不专门设立对照组，而是几个实验组之间相互对照。例如用几种药物治疗同一疾病，对比这几种药物的效果，即为相互对照。

4. 标准对照　不设立对照组，实验结果与标准值或正常值进行对比。如果是药物疗效观察，用已知有效的阳性药物作为标准对照组，对新的实验组的药物效应与已知阳性药物作用进行对比。

（二）随机原则

随机是指实验对象的实验顺序和分组进行随机处理。随机分配指实验对象分配至各实验组或对照组时，它们的机会是均等的。如果在同一实验中存在数个处理因素（如先后观察数种药物的作用），则各处理因素施加顺序的机会也是均等的。通过随机化，一是尽量使抽取的样本能够代表总体，减少抽样误差；二是使各组样本的条件尽量一致，消除或减小组间人为的误差，从而使处理因素产生的效应更加客观，便于得出正确的实验结果。例如进行一个药物疗效的实验，观察某种新的抗休克药物对失血性休克的治疗效果，实验组和对照组复制同一程度的失血性休克模型，然后给予实验组抗休克新药，对照组给予等量生理盐水。如果动物的分配不是随机进行，把营养状态好和体格健壮的动物均放在实验组，把营养差和体格不好的动物放在盐水对照组，最后得到的阳性实验结果并不能真正反映药物的疗效，很可能是动物体格差异所致。

随机化的方法很多，如抽签法、随机数字表法、随机化分组表法等，具体可参阅医学统计学。

（三）重复原则

重复是保证科学研究结果可靠性的重要措施。由于实验动物的个体差异等原因，一次实验结果往往不够准确可靠，需要多次重复实验方能获得可靠的结果。重复有两个重要的作用：一是可以估计抽样误差的大小，因为抽样误差（即标准误）大小与重复次数成反比。二是可以保证实验的可重复性（即再现性）。实验需重复的次数（即实验样本的大小），对于动物实验而言（指实验动物的数量）取决于实验的性质、内容及实验资料的离散度。

重复性可用统计学中显著性检验的值来衡量其是否满意：

$P \leqslant 0.05$ 差异在统计学中有显著意义，不可重现的概率小于或等于 5%，重现性好。

$P \leqslant 0.01$ 差异在统计学中有非常显著意义，不可重现的概率小于或等于 1%，重现性非常好。

重复数（实验例数）应适当，过少固然不行，过多也没必要，这不仅是浪费，而且要例数多才有显著水平的动物实验反而比例数少就有显著水平的实验重现性差。

四、实验设计方法

依照实验设计要求和原则，实验设计大纲包括以下内容：

（一）立题或自由选题

根据学生在生理学、病理生理学、药理学所学的知识，自由选题。选题时注意科学性、先进性、可行性和实用性。

（二）实验动物选择和分组

根据与人类疾病尽可能相似的原则，选择经济实用的动物。根据研究目的和处理方式进行分组：如果是单因素设计，只有一种处理因素而无非处理因素者用完全随机设计分组法；如果有一种处理因素和一种非处理因素，则采用配伍设计分组；如果有一种处理因素和两种非处理因素，则用拉丁方设计；在多因素设计时，即实验安排两种以上处理因素时，则采用析因设计法（详见统计学）。

（三）处理因素

处理因素包括疾病模型复制和实验治疗两部分，注意模型相似性、重复性与实用性原则。须写明动物麻醉、固定、疾病模型复制、给药治疗（时间、剂量、途径）等具体的方法。

（四）观察指标

指标测定的具体步骤包括标本采集（时间、样本量）、样本处理、测定方法和使用仪器等。

注意指标的特异性、客观性、重现性和灵敏性。

（五）数据收集和分析

1. 实验数据的完整性和准确性 数据的完整性是指按照设计要求收集所有的实验数据，另一方面应将所有的实验数据用于分析过程，不得因某些数据与研究者预期的结果有较大差距随意剔除或不引入分析过程。

数据的准确性指实验数据记录应准确无误。一方面，应避免数据收集过程中出现任何过失误差，如点错小数点、抄错数字、弄错度量衡单位、换算错误等等。消除此类误差的办法是：在数据记录过程中，除观测者认真记录外，还应有专门的复核者进行审核，以确保数据的准确。另一方面，应杜绝研究者根据个人意见对数据做的任何篡改和杜撰。

2. 实验数据的度量

（1）定性度量：度量的最低级形式是定性度量，指将研究对象按某种属性进行归类记录。

（2）等级度量：度量的第二个水平是等级度量，指将研究对象按某种属性的等级进行归类记录。

（3）等差区间度量：度量的第三个水平是等差区间度量，它除了具有等级度量的全部特点外，还具有等标度差等量的特性。例如在温度测量方面，39℃与38℃之差和37℃与36℃之差是相同的，均为1℃。对于该度量形式，0只是标尺上一个点而已，并不具有起始的含义或其他特殊含义。

（4）等比例度量：度量的最高形式是等比例度量，它除了具有等级度量的全部特点及等标度差等量的特性外，还具有等标度比等量的特性。例如，在体重测量方面，100kg与50kg之差和75kg与25kg之差是相同的，均为50kg。与此同时我们还可以说100kg比50kg重1倍。但相比较而言，如果说等差区间度量中20℃比10℃热1倍就令人难以接受了。该度量形式的另一个特性是，0为一个特殊的数值，意味着无，意味着起始点（如0kg），而等差区间度量中0则无此特性。

五、机能学实验报告的撰写

机能学实验，不论是自行操作的项目还是示教项目，均要求每位学生写出自己的实验报告或实验科技论文。书写实验报告应按规定，使用统一的实验报告用纸和规范的撰写格式。实验报告应按照指导老师的要求，按时送交给指导老师评阅，并作为平时成绩的依据。

1. 实验报告的内容和项目要求

（1）一般情况：包括实验人员的姓名、年级、班次、组别，实验的日期，实验室内的温度和湿度。

（2）实验题目：也即每次的实验名称。

（3）实验目的：要求尽可能简洁、明了。

（4）实验对象：若是动物，则要求写明实验动物的种系、性别、体重、名称。

2. 实验的方法和步骤 如果实验指导有详细介绍，只需简明、扼要、清晰、条框式写明主要实验方法、实验技术、实验技术路线（实验步骤），以及详细观察指标的内容和实验数据的采集方法。

3. 实验结果 实验结果应是实验过程中所观察的真实记录（原始材料），不应该是按主观想象或过后的回忆去描述，否则容易发生错误或遗漏，使结果失去可靠性。一般可用下列表达方法：

（1）叙述法：对于不便用图形及表格显示的结果，可用语言描述。但要注意语言的精炼和层次，注意使用规范的名词和概念。

（2）表格法：对于计量或计数性资料可以用列表的方式显示。对于原始图形的测量结果也可用表格法显示。表格法反映实验结果清晰明确，能较为清晰地反映观察内容，有利于相互对比，同时可以显示初步统计分析的结果。

（3）简图法：将实验结果用柱图、拼图、折线图或逻辑流程图等方式表示。所表示的内容可以是原始结果，也可以是经分析、统计或转换的数据。简图法可比表格法更直观地显示实验结果。

（4）波形法：波形法指实验中描记的波形或曲线（如呼吸、血压、肌肉收缩曲线）经过剪贴编辑，加上标注、说明，可直接贴在实验报告上，以显示实验结果。图形法较为直观清楚，能够客观地反映实验结果。

4. 实验结果分析与讨论 这是实验报告中的核心部分，反映学生的独立思考和独立工作的能力，因此在撰写实验报告时，应严肃认真，独立完成。实验结果的分析推理要有依据，实事求是，符合逻辑，提出自己的见解和认识，如通过实验提出进一步研究的依据和必要性，而不是用现成的理论对实验结果做一般的解释，禁止盲目地抄袭书本或别人的实验报告。如果在实验中出现非预期结果，应分析其可能的原因。

5. 结论 实验结论是在分析实验结果的基础上得出概括性判断，或理论上简明总结，应简单扼要、切合实际，并与实验目的相呼应。

第三章　机能学动物实验的基本技术

第一节　机能学实验动物

　　机能学实验研究采用何种动物，是决定研究成功与否的一个重要问题。一般应针对实验目的，根据各种实验动物的特点以及复制动物疾病模型的经验，逐一考虑下述一系列问题：所要求的疾病模型能否复制成功，成功率大小，采用的方法和所观察指标是否简单易行，实验结果稳定一致的程度如何，动物是否便于管理，所获得的实验结果和人的临床情况相比相似性的大小，需耗费的人力、物力、财力等。只有对这些因素进行综合考虑、比较以后，才能确定采用何种动物较为合适。在教学上，不但要考虑以上这些问题，还应考虑教学效果，才能满足实验的目的和要求。

一、实验动物选择

　　在选用实验动物时，尽可能选择其结构、功能和代谢特点接近于人类的动物。不同种属的动物对于同一致病刺激物和病因的反应也不同。例如，过敏反应或变态反应的研究宜选用豚鼠，因为豚鼠易于致敏。动物对致敏物质的反应程度的强弱大致为：豚鼠＞家兔＞犬＞小鼠＞猫＞青蛙。因家兔体温变化灵敏，故常用于发热、热原检定、解热药和过热的实验。狗、大鼠、家兔常用于高血压的研究。肿瘤研究则大量采用小鼠和大鼠。研究主动脉神经的作用时，常选用家兔，因为该神经在家兔颈部有很长一段自成一束（又称减压神经）。又如妊娠试验常用雄蛙以便于观察激素的排精作用。

　　1. 品系的选择　同一种动物的不同品系，对同一致病刺激物的反应也不同。例如，津白Ⅱ号小鼠容易致癌。而津白Ⅰ号小鼠不易致癌。再如，以嗜酸性粒细胞为变化指标，C57BL 小鼠对肾上腺皮质激素的敏感性比 DBA 小鼠高 12 倍。

　　2. 个体的选择　同一品系的实验动物，对同一致病刺激物的反应存在着个体差异。造成个体差异的原因与年龄、性别、生理状态和健康情况有关。

　　（1）年龄：年幼动物一般较成年动物敏感。应根据实验目的选用适龄动物。动物年龄可按体重大小来估计。急性实验选用成年动物。大体上，成年小鼠为 20～30g；大鼠为180～250g；豚鼠为450～700g；家兔为2.2～2.5kg；猫为1.5～2.5kg；犬为9～15kg。慢性实验最好选用年轻一些的动物。减少同一批实验动物的年龄差别，可以增加实验结果的正确性。

（2）性别：实验证明，不同性别对同一致病因素的反应也不同。例如，心脏再灌注综合征实验与氨基半乳糖实验性肝细胞黄疸实验用雄性大鼠比雌性大鼠容易成功。因此，在实验研究中，即使对性别无特殊需要时，在各组中仍宜选用雌雄各半。如已证明无性别影响时，亦可雌雄不拘。

（3）生理状态：动物的特殊生理状态，如妊娠、授乳期机体的反应性有很大变化。在个体选择时，应该予以考虑。

（4）健康情况：实验证明，动物处于衰弱、饥饿、寒冷、炎热、疾病等情况下，实验结果很不稳定。健康情况不好的动物，不能用做实验。

判定哺乳动物健康状况的外部特征有：

一般状态：发育良好，眼睛有神，爱活动，反应灵活，食欲良好。

头部：眼结膜不充血，瞳孔清晰。眼鼻部均无分泌物流出。呼吸均匀，无啰音，无鼻翼扇动。不打喷嚏。

皮毛：皮毛清洁柔软而有光泽，无脱毛，无蓬乱现象。皮肤无真菌感染表现。

腹部：不膨大，肛门区清洁无稀便，无分泌物。

外生殖器：无损伤，无脓痂，无分泌物。

爪趾：无溃疡，无结痂。

二、机能学实验常用的动物

机能学实验常用的动物有：犬、兔、豚鼠、大鼠、小鼠、猫、猴和猪等。它们和人一样，都属于哺乳类动物，其生理特性和人接近。现将机能学教学上常用的实验动物用途简介如下：

（一）犬

犬能用于复制许多病理过程和疾病，如水肿、炎症、电解质紊乱、酸碱平衡障碍、缺氧、休克、DIC、心律失常、肺动脉高压、肝淤血、实验性腹水和肾性高血压等。

用犬复制疾病模型较其他常用实验动物有下述主要特点：

1. 易于驯养，经训练后能很好配合，可使犬在清醒状态下进行实验，因而适用于慢性实验，如高血压、放射病和神经官能症等。

2. 对手术的耐受性较强，体型大，常用于许多在其他小的实验动物不适宜做的手术，如胃瘘、巴甫洛夫小胃、肠瘘、膀胱瘘、胆囊瘘和颈动脉桥等。待动物从这些手术创伤中恢复，再复制胃炎、肾炎、肠炎、肝炎或高血压等疾病，以观察相应器官的机能代谢变化。

3. 血液循环比较发达，血管口径粗，能耐受巨大创伤，常用于直接描记体循环动脉血压、肺循环动脉压、肺小动脉楔压、中心静脉压、门静脉压和各内脏静脉压等，以观察休克、DIC、急性心力衰竭、窒息、失血、急性死亡和复苏等情况下的压力变化；又由于犬心脏较大，手术结扎冠状动脉较易，故常用来复制心肌梗死模型。

4. 犬具有发达的神经系统和与人相似的消化过程，常用于观察实验性疾病时神经系统和消化系统的机能变化。

（二）家兔

家兔品种很多，目前我国实验用的家兔主要有以下三种：①中国本兔：又称白家兔，毛色多为纯白，红眼睛，是我国长期培育的一种品种，成年兔体重 1.5～3.5kg。②青紫兰兔（金基拉兔）：毛色银灰色，成年兔体重 2.5～3.5kg。③大耳白兔（日本大耳白）：毛色纯白，红眼睛，两耳长大，血管清晰，便于静脉注射和采血，成年兔体重 4～6kg。

家兔能用于复制许多病理过程和疾病，如水肿、炎症、电解质紊乱、酸碱平衡紊乱、失血性休克、DIC、肺癌、动脉粥样硬化、高脂血症、心律失常、慢性肺心病、慢性肺动脉高压、肺水肿、肝炎、胆管炎、阻塞性黄疸、肾性高血压、肾小球肾炎、急性肾功能衰竭等。

用家兔复制疾病模型较用其他实验动物有以下主要特点：

1. 价格较低，性温顺，易饲养，繁殖率高，容易选到条件类似的对照组兔。因此，当实验中必须用较大动物时，则常用家兔。

2. 在血液循环方面，家兔血管虽较犬略细，但很容易做到直接描记颈动脉压、股动脉压、肺小动脉楔压、中心静脉压等。家兔的心血管系统机能较猫、犬差，用来观察血压反应不如犬、猫。手术时，家兔易发生反射性衰竭，血压反应不稳定，故在给家兔做手术时，动作要轻。犬的减压神经在颈部存在于混合神经（迷走交感神经干）中，而家兔的减压神经是独立走向的，便于观察减压神经对心血管系统的作用。家兔心脏在离体情况下搏动很久，是观察有害因子对哺乳类动物心脏直接作用较合适的一个模型。离体兔耳，又可作为观察有害因子对血管直接作用的一个模型。

3. 家兔适宜于研究发热、解热药和检查致热原。

4. 消化系统方面：家兔系草食动物，消化系统与人类相差较远，缺乏呕吐反射，所以不能用家兔做消化系统方面的研究。

5. 家兔对组织胺不敏感，对注射组织胺并不产生血压下降，甚至出现升压反应。因此，对家兔注射大量组织胺，并不能造成过敏性休克模型。

（三）小鼠

小鼠能用于复制许多病理过程和疾病，如水肿、炎症、缺氧、多种癌、肉瘤、白血病、多种传染病、慢性气管炎、心室纤颤等。

用小鼠复制疾病模型，较使用其他实验动物具有以下主要特点：

1. 小鼠是实验室最常用的一种动物，价格低廉，便于大量繁殖，对动物实验同种、纯种、性别和年龄的要求比较容易满足，生活条件也容易控制，因而只要符合实验要求，应尽量采用。小鼠适合于需要大量动物的实验，容易满足统计学的要求，如胰岛素、促肾上腺皮质激素的生物效价测定，毒物半数致死量的测定。

2. 小鼠对许多疾病有易感性，因而适用于研究这类疾病，如血吸虫病、疟疾、流感、脑炎等。小鼠的纯种品系甚多，每品系有其独特的生物特性，对某些疾病易感，如 C_3HA 系对癌瘤敏感，C_{58} 系则抗癌。因此，纯系小鼠广泛应用于各种肿瘤的研究。

3. 当研究指标主要为组织学特别是电镜观察时，应用小鼠因器官较小，可节约人力、物力，如用于研究慢性气管炎时肺的变化。

4. 小鼠具有发达的神经系统，能应用于复制神经官能症模型。

5. 小鼠对外界环境适应性差，不耐冷热，经不起饥饱，比较娇嫩。因此，做实验时要耐心细致，动作要轻，不然会干扰实验结果。

（四）大鼠

大鼠能用于复制许多病理过程和疾病，如水肿、炎症、缺氧、休克、DIC、胆固醇肉芽肿、心肌梗死、肝炎、肾性高血压、各种肿瘤等。

用大鼠复制疾病模型较用其他实验动物有以下主要特点：

1. 大鼠和小鼠相似，便于大量繁殖，对动物实验同种、纯种、性别和年龄的要求，比较容易满足，生活条件也容易控制，适合于需要用大量动物而小鼠不能满足实验要求时。例如：不对称亚硝胺口服或胃肠道外给药，能诱发大鼠食道癌，对小鼠则很少引起食道癌，因而在这种情况下，采用大鼠较为合适。

2. 大鼠较小鼠体大，对需要做较大体型的实验，用大鼠较为适合。例如：可用于直接记录血压，其血压反应较家兔好。大鼠可用于研究休克、DIC 时血液循环变化。大鼠后肢可用于肢体血管灌流实验，其心脏可用于离体心脏实验。从大鼠胸导管采取淋巴能研究疾病时淋巴的变化。

3. 大鼠无胆囊，因此常用大鼠胆管收集胆汁，进行疾病时胆汁功能研究。

4. 大鼠的垂体－肾上腺系统功能很发达，常用于应激反应和肾上腺、垂体等内分泌功能实验。大鼠的高级神经活动发达，也广泛用于神经官能症的研究。

（五）蟾蜍和青蛙

蟾蜍和青蛙是医学上常用的动物之一，有时也用于病理生理学实验。蛙类的心脏在离体情况下，能有节奏地搏动很久，因此常用于研究心脏的生理功能和致病因素对心脏的直接作用等。蛙类的腓肠肌和坐骨神经可用来观察外周神经的生理功能，有害因子对周围神经肌肉或神经肌肉接头的作用。蛙的腹直肌可以作为胆碱能物质生物测定用，肠系膜和舌可用来观察炎症微循环变化等。

（六）猫

猫为哺乳纲，食肉目，猫科。猫的血压比较稳定，用于观察药物对血压的影响比家兔更为合适。猫也用于心血管药和镇咳药的实验。猫对神经－肌肉接头阻断剂的反应性与人类最接近，是研究新肌肉松弛药的常用动物。猫和兔头部表面与脑的各部分有比较固定的对应关系，可在脑内插电极来观察脑电活动，但猫脑比兔脑约大 1 倍，故更为合适。另外，猫对强心苷较为敏感，是研究强心苷的常用动物。

（七）豚鼠

豚鼠又名天竺鼠、荷兰猪，属哺乳纲，啮齿目，豚鼠科，性情温顺。因其对组胺敏感，并易于致敏，故常用于抗过敏药如平喘药和抗组胺药的实验。又因它对结核菌敏感，故可用于抗结核病药物的治疗研究。豚鼠也常用于离体心房、心脏实验和钾代谢障碍、酸碱平衡紊乱的研究。

三、纯系动物简介

1. 概述　实验动物经纯化才能成为纯系动物。通常经 20 代以上兄妹或亲子相互交配而培育出来的动物称为纯系动物。现在世界上至少有纯系小鼠 500 多种，大鼠 200 多种，豚鼠 12 种，家兔 6 种。应用最广泛的是纯系小鼠。

使用纯系动物的优点很多：① 可增加实验结果的精确度。纯系动物的遗传特性是均一的，对致病因子和药物反应基本一致；而杂种动物个体差异较大，所得实验结果的精确度远比纯系动物差。因此，利用纯系动物可减少需要重复试验的次数，节省人力、物力。② 实验结果易为其他实验者重复，实验的重复性较大。③ 每种纯系动物都有其系的特性，可根据实验目的不同而选用不同特性的纯系动物。例如：纯系小鼠为致癌系的有 A 系、C_3HA 系，抗癌系的小鼠有 C_{57} 系、C_{58} 系，致白血病的小鼠有 AKR 系、OBA/2 系等，可以绕过致癌系的小鼠进行致癌，然后进行各种肿瘤理论和防治研究。

2. 纯系动物的命名法

（1）纯系动物：用大写英文字母表示，如 A、C_3HA、DBA、C_{57} 等。

（2）亚系纯种动物：亚系纯种动物是由一种纯种动物分支出来的纯系动物，一般表示法是在纯系动物符号后面划一道斜线，在斜线下标记亚系符号，即用大写英文字母（表示纯系动物）/亚系（多用保护人或研究单位名称的缩写），如 A/Jax（A 系，Jackson 实验室繁殖的亚系纯种动物）。

（3）兄妹交配的子代数表示方法：以 F（Filial 的缩写）符号表示子代，在 F 符号后的阿拉伯数字表示子代数，如：WKA/MK（F150）。

第二节　实验动物的编号、捉拿和固定方法

一、实验动物的编号

实验时，为了分组和辨别的方便，常需事先将实验动物进行编号。常用的标记法有颜料涂染法、烙印法、针刺法、号牌法等。

1. 颜料涂染法　这种标记方法用于白色皮毛的动物，在实验室最常使用，也方便。常用的涂染药品及使用浓度可见表 3-1。

表 3 – 1　常用颜色及涂染药品浓度

颜色	药品浓度
红色	0.5% 中性红或品红溶液
黄色	3% ~5% 苦味酸溶液
黑色	煤焦油的酒精溶液
咖啡色	2% 硝酸银溶液

标记时用蘸取的溶液，在动物身体不同部位涂上斑点，以示不同号码。以小鼠为例，介绍两种常用编号方式：

（1）"先左后右，先上后下"：如图 3 – 1 所示，用单一颜色可标记 1 ~10 号，若用两种颜色的染液配合使用，其中一种颜色代表个位数，另一种代表十位数，可编到 99 号。

（2）"个位在右，十位在左"：如图 3 – 2 所示，小鼠右侧涂色标记为个位数，左侧涂色标记为十位数，这种方法可用单一颜色编到 99 号，大于 100 可采用两种颜色。这种方法对于实验周期短的实验动物较合适，时间长了需补涂染料。对于哺乳期的子畜不适合，因母畜容易咬死子畜或把染料舔掉。

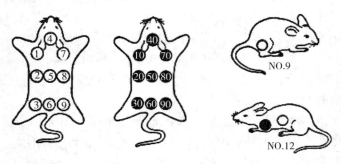

图 3 – 1　"先左后右，先上后下"编号方式

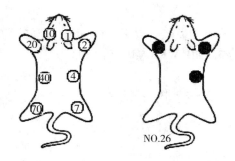

图 3 – 2　"个位在右，十位在左"编号方式

2. 烙印法　用刺数钳（又称耳号钳）在动物耳上刺上号码，然后用棉签蘸着溶在酒精或食醋中的黑墨在刺号上涂抹，烙印前最好对烙印部位预先用酒精消毒。该法适用于耳朵较大的动物。

3. 针刺法　用 7 号或 8 号针头蘸少量碳素墨水，在耳部、前后肢及尾部等刺入皮下，受刺部位留一黑色标记。该法适用于大、小鼠，豚鼠等。在实验动物数量少的情况下，也可用于兔、犬等动物。

4. 号牌法　用金属制的牌号固定于实验动物耳上。大动物可将号码烙压在圆形金属牌上（最好用铝或不锈钢，可长期使用不生锈），或将号码按实验分组编号烙在拴动物颈部的皮带上，将此颈圈固定在动物颈部。该法适用于犬等大型动物。

5. 剪毛法　该法适用于大、中型动物，如犬、家兔等。方法是用剪毛刀在动物一侧或背部剪出号码，此法编号清楚可靠，但只适于短期观察。

二、动物的捉拿和固定方法

动物的捉拿和固定是进行动物实验的基本操作之一，实验者应当娴熟掌握。首先应对动物的一般习性有所了解，然后依其习性的不同，采用相应温顺的方法，迅速将其固定在便于实验操作和观察记录的体位。下面介绍几种常用动物的捉拿和固定方法：

1. 家兔的捉拿和固定　家兔习性温顺，除脚爪锐利应避免被其抓伤外，较易捕捉。捉拿时切忌以手抓提兔耳、拖拉四肢或提拿腰背部。正确的方法是用右手抓住其项背部皮毛，轻提动物，再以左手托住其臀部，使兔的体重主要落在左手掌心（图3－3）。

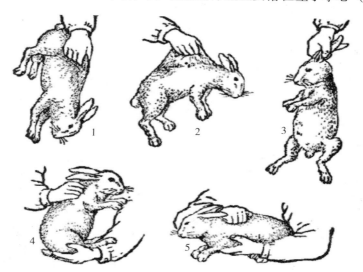

1、2、3为错误的方法；4、5为正确的方法；4为最常用的方法

图3－3　家兔的捉拿

家兔的固定，依据不同的实验需要，常用兔盒固定或兔台固定：

（1）兔盒固定：用于耳血管注射、取血，或观察耳部血管的变化等。可将家兔置于木制或铁皮制的兔固定盒内（图3－4）。

（2）兔台固定：在需要观察血压、呼吸和进行颈、胸、腹部手术时，应将家兔仰位固定于兔手术台上。固定方法是，先以四条1cm宽的布带做成活的圈套，分别套在家兔的四肢腕或踝关节上方，抽紧布带的长头，将兔仰卧位固定在兔台上，再将头部用兔头固定器固定，然后将两前肢放平直，把两前肢的系带从背部交叉穿过，使对侧的布带压住本侧的前肢，将四肢分别系在兔台的木桩上（图3-5）。

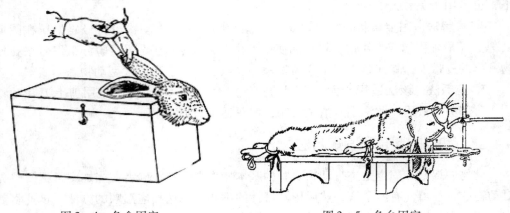

图3-4 兔盒固定   图3-5 兔台固定

2. 大鼠的捉拿和固定 大鼠牙齿锋利，要提防被其咬伤。从鼠笼内捉拿时右手最好戴手套，捉住其尾巴，提出置于实验台上，以左手拇指和食指、中指抓住两耳后项背部皮肤，将大鼠固定在左手掌中，右手进行操作。也可伸开左手之虎口，敏捷地从背部伸向前方，拇指压住大鼠的右前肢，食指与其他手指夹住左前肢，一把抓住，右手托住其臀部，即可轻轻提起，固定（图3-6）。如操作时间较长，可参照家兔固定方法将其固定在大鼠固定板上。

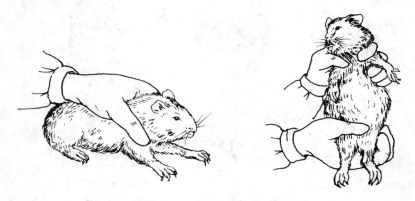

图3-6 大鼠的捉拿和固定

3. 小鼠的捉拿和固定 小鼠较大鼠温和，虽然也要提防被其咬伤手指，但无须戴手套捕捉。可先用右手抓住鼠尾提起，置于鼠笼或实验台上，用左手的拇指和食指抓住小鼠两耳后项背部皮肤，将鼠体置于左手心中，拉直后肢，以无名指及小指按住鼠尾部即可。有经验者可直接用左手小指钩起鼠尾，迅速以拇指和食指、中指捏住其耳后项背部皮肤亦可。如操作时间较长，也可固定于小鼠固定板上（图3-7）。

4. 蛙类的捉拿和固定 蛙类捉拿方法宜用左手将动物背部贴紧手掌固定，以中指、无名指、小指压住其左腹侧和后肢，拇指和食指分别压住左、右前肢，右手进行操作。在捉拿蟾蜍时，注意勿挤压其两侧耳部突起之毒腺，以免毒液射到眼中（图3-8）。实

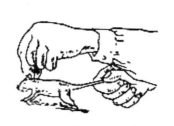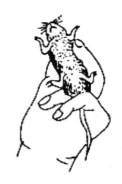

图 3 - 7 小鼠的捉拿和固定

验如需长时间观察，可破坏其脑脊髓（观察神经系统反应时不应破坏脑脊髓）或麻醉后用大头针固定在蛙板上。依据实验需要采取俯卧位或仰卧位固定。

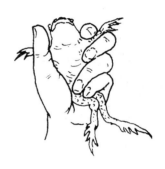

5. 犬的捉拿和固定 犬易激怒，可在实验前与动物熟悉，使其配合实验。也可按下法捕捉：

（1）上犬钳：两手分别握住钳两柄，打开钳，夹住犬的颈部，固定头部。

（2）捆绑犬嘴：用一根粗绳在犬嘴绕一周，将上、下颌骨拉紧让犬嘴闭合。打一双环扣，在下颌成结后绕到双耳后，在颈部打结以防滑脱。

图 3 - 8 蛙类的捉拿和固定

（3）绑四肢：用较粗绳子将四肢捆绑即可。

6. 豚鼠的捉拿和固定 豚鼠性情温顺，不咬人，用左手抓住其头、颈及背部皮肤拿起即可。

三、动物被毛的去除方法

动物的被毛常能影响实验操作和结果的观察，因此实验中常需去除或剪短动物的被毛。

1. 剪毛 固定动物后，用粗剪刀剪去所需部位的被毛。剪毛时需注意以下几点：①把剪刀贴紧皮肤剪，不可用手提起被毛，以免剪破皮肤。②依次剪毛，不要乱剪。③剪下的毛集中放在一个容器内，勿遗留在手术野和实验台周围，以保证手术野的清洁和防止注射器等夹毛。

2. 拔毛 兔耳缘静脉注射或取血时，以及给大、小鼠做尾静脉注射时，需用拇指、食指将局部被毛拔去，以利操作。

3. 脱毛 脱毛系指用化学药品脱去动物的被毛，适用于无菌手术野的准备以及观察动物局部皮肤血液循环和病理变化。

常用脱毛剂的配方：

（1）硫化钠 3g，肥皂粉 1g，淀粉 7g，加水适量调成糊状。

（2）硫化钠 8g，淀粉 7g，糖 4g，甘油 5g，硼砂 1g，加水 75ml。

（3）硫化钠 8g，溶于 100ml 水中。

（4）硫化钠 10g，生石灰 15g，溶于 100ml 水中。

（1）（2）（3）配方适用于家兔、大鼠、小鼠等小动物的脱毛；（4）配方适用于犬等大动物的脱毛。

使用以上各种脱毛剂，都应事先剪短被毛，以节省脱毛剂，并减少对皮肤的刺激反应。应用时用棉球蘸上脱毛剂，在所需局部涂一薄层，2～3 分钟后，用温水洗去脱落的被毛，以纱布擦干局部，涂一层油脂即可。

4. 剃毛 用于大动物的慢性实验。

第三节 实验动物的给药方法

机能学实验中，常要把药物投入到动物体内以观察其对机体机能、代谢和形态的影响。动物的给药途径和方法多种多样，现择其常用者简介如下：

一、注射给药

1. 皮下注射 注射时以左手拇指和食指提起皮肤，将连有 5.5 号针头的注射器刺入皮下。

2. 皮内注射 皮内注射时需将注射的局部脱去被毛，消毒后，用左手拇指和食指按住皮肤并使之绷紧，在两指之间，用结核菌素注射器连 4.5 号针头，将针头先刺入皮内，然后使针头向上挑起并再稍刺入，即可注射药液，此时可见皮肤表面鼓起一白色小皮丘。

3. 肌内注射 肌内注射应选肌肉发达的部位，一般多选臀部。注射时一次迅速刺入肌内，回抽针栓如无回血，即可进行注射。

4. 腹腔注射 用大、小鼠做实验时，以左手抓住动物，使腹部向上，右手将注射针头于左（或右）下腹部刺入皮肤。并以 45°角穿过腹肌，固定针头，回抽无血，缓缓注入药液（图 3－9）。为避免伤及内脏，可使动物处于头低位，使内脏移向上腹。若实验动物为家兔，进针部位为下腹部的腹白线旁开 1cm 处。

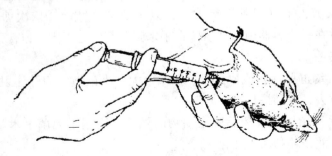

图 3－9 腹腔注射

5. 静脉注射

（1）家兔：兔耳中央为动脉，内外缘为静脉。内缘静脉深，不易固定，故不用。耳缘静脉表浅易固定，常用（图 3 - 10）。先拔去注射部位的被毛，用手指弹动或轻抚兔耳，使静脉充盈，左手食指和中指夹住静脉的近端，拇指绷紧静脉的远端，无名指及小指垫在下面，右手持注射器连 6 号针头尽量从静脉的远端刺入，移动拇指于针头上以固定针头，放开食指和中指，将药注入，然后拔出针头用手指压迫针眼片刻。

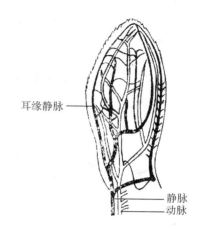

耳缘静脉 ——

静脉 ——
动脉 ——

图 3 - 10　兔耳部血管分布

（2）小鼠和大鼠：一般采用尾静脉注射，鼠尾静脉有三根，左右两侧及背侧各一根，左右两侧尾静脉比较容易固定，多采用；背侧一根也可采用，但位置容易移动。操作时先将动物固定在鼠筒内或扣在烧杯中，使尾巴露出，尾部用 45℃ ~ 50℃ 的温水浸润半分钟或用酒精擦拭使血管扩张，并可使表皮角质软化。以左手拇指和食指捏住鼠尾两侧，使静脉充盈，用中指从下面托起尾巴，以无名指和中指夹住尾巴的末梢，右手持注射器连 4 号针头，使针头与静脉平行（小于 30°），从尾 1/4 处（距尾尖 2 ~ 3cm）进针，此处皮薄易于刺入，先缓注少量药液，如无阻力，表示针头已进入静脉，可继续注入。注射完毕后把尾部向注射侧弯曲以止血。如需反复注射，应尽可能从末端开始，以后向尾根部方向移动注射。

（3）犬：犬静脉注射多选前肢内侧皮下头静脉或后肢小隐静脉注射。注射前由助手将动物侧卧，剪去注射部位的被毛，用绑带扎紧（或用手抓紧）静脉近端，使血管充盈，从静脉的远端将注射针头平行刺入血管，待有回血后，松开绑带（或两手），缓缓注入药液。

（4）蛙（或蟾蜍）：将蛙或蟾蜍脑脊髓破坏后，仰卧固定于蛙板上，沿腹中线稍左剪开腹肌，可见到腹静脉贴着腹壁肌肉下行，将注射针头沿血管平行方向刺入即可。

二、经口给药

在急性实验中，经口给药多用灌胃法，此法剂量准确，适用于小鼠、大鼠、家兔等动物。

1. 家兔　兔灌胃器系用导尿管配以一个木制张口器。灌胃时需两人协作进行，一人取坐位，将兔体夹于两腿之间，左手紧握双耳，固定头部，右手抓住前肢；另一人将张口器横贯于兔口中，并使兔舌压在张口器之下，再将导尿管向张口器中部之小孔缓慢沿上腭插入食道 16 ~ 20cm。导尿管插好后，将其外口放入含清水的烧杯内，如有气泡出现，表明导尿管插入了气管，应拔出重插，如无气泡出现表明导尿管在胃内，即可将药液注入胃内，并再注入少量空气，使管内的药液充分进入胃内。一次最大投药量为 3ml（图 3 - 11）。

2. 小鼠   按前述捉拿法以左手捏住动物，使腹部朝上，右手持灌胃器（由 2ml 注射器连接钝化的直径为 1mm 的注射器针头构成），先从右口角处插入口腔，以灌胃器轻压其头部，使口腔和食道成一直线后，再把灌胃器沿上腭徐徐送入食道，在稍有抵抗感觉时，即可注入药液（图 3 - 12）。如注射顺利表示针头已进入胃内，如动物有呕吐或强烈挣扎，表示针头未进入胃内，必须拔出重插，否则如将药液误注入肺脏，会造成动物死亡；注完后轻轻抽出灌胃器。一次最大投药量为 1ml。

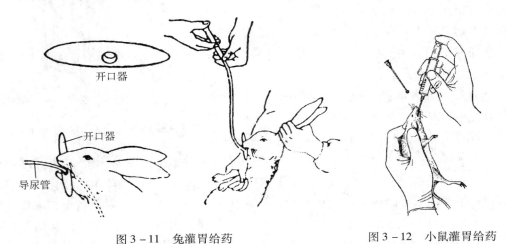

图 3 - 11   兔灌胃给药   图 3 - 12   小鼠灌胃给药

3. 大鼠   大鼠的灌胃操作基本上与小鼠相同，但有几点区别：①灌胃器由 5 ~ 10ml 注射器连接钝化的直径为 1.2mm 的注射器针头构成。②大鼠灌胃有时需两人配合操作。③一次最大投药量为 2ml。

第四节   实验动物的麻醉

一、常用的麻醉药物

1. 氨基甲酸乙酯（乌拉坦）   是最常用的麻醉药之一。氨基甲酸乙酯药效迅速，麻醉过程平稳，对呼吸无明显影响，持续时间较长（4 ~ 5 小时）。无烦躁、呕吐、呼吸道分泌等现象，各种动物均可使用。本药易溶于水，使用时配制成 10% ~ 25% 的溶液，静脉给药。

2. 乙醚   是一种挥发性麻醉药，经呼吸道给药，常用于需要动物苏醒快的实验项目，吸入后 15 ~ 20 分钟开始发挥作用。乙醚常用口罩法给药，给动物戴上用金属网特制的麻醉罩，外敷数层纱布，将药物滴于纱布上，吸入麻醉，常用于大动物，如犬等。另一种方法是将动物置于玻璃罩内，将浸有乙醚的棉球放入罩内，这种方法常用于小动物，如大鼠、小鼠等。

3. 氯醛糖   此药溶解度低，常配成 1% 氯醛糖水溶液，用前须加温助溶，但加热温度不宜过高，以免降低药效。本药的安全度大，能导致持久的浅麻醉。由于氯醛糖对神经系统抑制程度较轻，且有不刺激呼吸道分泌等优点，常用于神经系统实验，如诱发电位等。

4. 戊巴比妥钠 其药效快，持续时间约 1~2 小时，动物实验中较为常用，常配制成 3%~5% 的水溶液，由静脉或腹腔给药。配制方法是取 3~5g 戊巴比妥钠，加入 95% 的乙醇 10ml，稍加温助溶后，再加入 0.9% NaCl 溶液至 100ml。

5. 其他 较小动物做离体实验时，如摘取心脏、肝脏或肾脏等，可采用木槌击头，使动物昏迷。此法常用于猫、兔、鼠类，而对于蛙类常采取捣毁脊髓。

二、麻醉方法

麻醉可分全身麻醉和局部麻醉两大类：

（一）全身麻醉

全身麻醉又分注射麻醉和吸入麻醉两种，其中以注射麻醉应用最多。

1. 注射麻醉 注射麻醉多采用静脉注射和腹腔注射给药。腹腔注射麻醉操作简便易行，但作用发生慢，兴奋现象明显，麻醉深度不易控制，有时可能将药液误注入肠腔或膀胱。静脉注射麻醉作用发生快，没有明显的兴奋期，几乎立即生效。静脉麻醉时，常先缓慢注射麻醉药物总量的 3/4，如此时瞳孔缩小到原有的 1/4、肌肉松弛、呼吸减慢、角膜反射迟钝，表明药物已经足量。如剂量不足时，则停 1 分钟后每 20 秒注射少量，至总量注完为止。如还不能麻醉，5 分钟后再补加注射少量药液，达麻醉深度满意为止。在手术过程中，如动物苏醒，需要继续麻醉时，可再静脉缓慢注入原剂量的 1/4~1/2，以维持麻醉（表 3-2）。

表 3-2 常用麻醉药物的用法及其剂量

药物	动物	给药途径	剂量（mg/kg）	作用时间
戊巴比妥钠	犬、兔	静脉	30	2~4 小时，中途加 1/5 量可维持 1 小时，麻醉力强，易抑制呼吸
		腹腔	40~50	
	大、小鼠	腹腔	40~50	
氯醛糖	兔		80~100	3~4 小时
	大鼠	腹腔	50	
乌拉坦	兔	静脉	750~1000	2~4 小时，毒性小，适用于小动物的麻醉
	大、小鼠	皮下或肌内	800~1000	
	蛙	淋巴囊注射	0.1ml/100mg（20%~25% 溶液）	
	蟾蜍	淋巴囊注射	1ml/100mg（10% 溶液）	

2. 吸入麻醉 用犬做实验时，有时由于动物性劣、凶猛，此时常用乙醚做开放性吸入（即将乙醚滴于口罩上吸入）使之产生浅麻醉，以后再行静脉或腹腔注射非挥发

性麻醉药物使动物达到理想的麻醉深度。因此，吸入麻醉常作为诱导麻醉，而较少单独应用。

（二）局部麻醉

常以1%盐酸普鲁卡因溶液，在局部做皮下浸润麻醉，注射量按所需麻醉范围而定。

三、动物麻醉效果的观察

在不同的动物，采用不同麻醉药物和麻醉方法，使动物进入麻醉状态的速度和方式不同，如静脉麻醉比腹腔麻醉快，有些药物经过一段兴奋期后才进入麻醉状态等。常有以下共同麻醉体征：①皮肤夹捏反应消失。②头颈及四肢肌肉松弛。③呼吸深慢而平稳。④角膜反射消失及瞳孔缩小。一旦发现这些活动明显减弱或消失，则立即减慢给药速度或立即停止给药。

四、麻醉意外的处理

1. 麻醉过浅　麻醉过浅动物会出现挣扎、尖叫、呼吸急促、血压不稳等表现，需要及时补充麻醉药，一般补充总麻醉剂量的1/5，并密切观察麻醉的基本体征。

2. 麻醉过深　如动物出现全身皮肤青紫、呼吸慢而不规则，或呼吸停止、血压下降、心跳微弱或停止，则要立即抢救：①立即停止给药。②实施人工呼吸或吸氧。③人工胸外按摩心脏。④静脉注射温热的50%葡萄糖溶液。⑤心跳停止时用0.01%肾上腺素心内注射。⑥呼吸停止，人工呼吸无效时，注射苏醒剂，如咖啡因1mg/kg，可拉明2~5mg/kg，山梗菜碱0.3~1mg/kg，等等。

第五节　实验动物的取血方法

一、小鼠和大鼠的采血法

1. 尾尖取血　多在不麻醉条件下进行。将鼠装入固定盒内，露出尾部，用45℃~50℃温水浸泡或用二甲苯擦拭鼠尾使血管扩张，然后剪去尾尖（因尾尖部有静脉丛，故不可剪去太多），血液即自行流出，必要时用手轻轻从尾根部向尾尖部挤几下取血。如需反复采血，每次剪去很小一段鼠尾，取血后用棉球压迫止血，并用6%液体火棉胶涂于伤口外，保护伤口。也可采用交替切割静脉取血，每次以锋利刀片切破一根静脉(图3-13)。

2. 球后静脉丛取血　此法适用于小动物采血，穿刺的部位是眼球和眼眶后界之间的球后静脉丛。用一根长约15cm的细玻璃管一端烧制拉成直径1~1.5mm的毛细吸管，使用前将毛细吸管浸入1%肝素溶液，取出干燥后待用。

左手捏住动物两耳间的头皮轻轻向下压迫颈部两侧，以阻断静脉回流，使眼球外突。右手持毛细吸管，从内眦部插入，使毛细吸管与眶壁平行地向喉头方向推进，深4～5mm，即到达球后静脉丛，血液自行流入管内。小鼠一次可采血0.2ml，大鼠一次可采血0.5ml，需要时可连续采血多次（图3－14）。

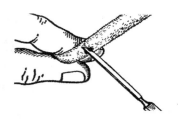
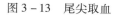

图3－13　尾尖取血

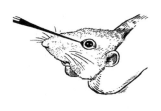

图3－14　球后静脉丛取血

二、家兔的采血法

1. 心脏取血　将家兔仰卧固定，在第三肋间胸骨左缘3mm处把注射针垂直刺入心脏，血液随即进入针管。注意事项有：①动作宜迅速，以缩短在心脏内的留针时间和防止血液凝固。②如针头已进入心脏但抽不出血时，应将针头稍微后退一点。③在胸腔内针头不应左右摆动，以防伤及心、肺。一次可取血20～25ml。

2. 耳缘静脉取血　操作同兔耳缘静脉注射法，待耳缘静脉充血后，用连有5号针头的注射器在耳缘静脉末梢端刺破血管，待血液漏出取血或将针头逆血流方向刺入耳缘静脉取血，取血完毕用棉球压迫止血。

3. 股静脉、颈静脉取血　取血前先做股静脉和颈静脉暴露分离手术，将连有6号针头的注射器刺入血管，做股静脉取血时，从股静脉下端向心方向刺入血管；做颈静脉取血时，从颈静脉近心端（距颈静脉分支2～3cm处）向头侧端刺入血管，徐徐抽动针栓即可。取血完毕用棉球压迫止血。一次可取血10ml以上。

三、犬的采血法

犬的取血多用静脉穿刺法。

［附］常用体外抗凝剂的配制

1. 肝素溶液　市售肝素溶液的浓度为12500IU/ml，相当于100mg（即1mg相当于125IU）。体外抗凝：取1%肝素溶液0.1ml于试管内100℃温度下烘干，可抗凝5～10ml血液。体内抗凝：静脉注射500～1000IU/kg。

2. 草酸盐溶液　取草酸铵1.2g，草酸钾0.8g，加4%福尔马林溶液1ml，再用蒸馏水加至100ml。0.5ml草酸盐溶液可抗凝5ml血液。测定红细胞容积实验可用。

3. 枸橼酸钠溶液　一般配成3.8%的水溶液，0.1ml可抗凝1ml血液。

第六节　实验动物的处死方法

一、犬、兔、豚鼠的处死方法

犬、兔、豚鼠采用放血处死法，具体做法是将实验动物的股动脉、颈动脉、腹主动脉剪断或剪破，刺穿实验动物的心脏放血，导致急性大出血、休克、死亡。犬、猴等大动物应在轻度麻醉状态下，在股三角做横切口，将股动脉、股静脉全部暴露并切断，让血液流出。操作时用自来水不断冲洗切口及血液，既可保持血液畅流无阻，又可保持操作台清洁，使实验动物急性大出血死亡。

二、大鼠和小鼠的处死方法

大鼠和小鼠采用颈椎脱臼处死法。此法是将实验动物的颈椎脱臼，断离脊髓致死，为大、小鼠最常用的处死方法。操作时，实验人员用右手抓住鼠尾根部并将其提起，放在鼠笼盖或其他粗糙面上，用左手拇指、食指用力向下按压鼠头及颈部，右手抓住鼠尾根部用力拉向后上方，造成颈椎脱臼，脊髓与脑干断离，实验动物立即死亡。

三、蛙类的处死方法

蛙类常采用金属探针插入枕骨大孔，破坏脑脊髓的方法处死。将蛙用湿布包住，露出头部，左手执蛙，并用食指按压其头部前端，拇指按压背部，使头前俯；右手持探针由凹陷处垂直刺入，刺破皮肤即入枕骨大孔。这时将探针尖端转向头方，向前深入颅腔，然后向各方搅动，以捣毁脑组织。再把探针由枕骨大孔刺入并转向尾方，刺入椎管，以破坏脊髓。脑和脊髓是否完全破坏，可检查动物四肢肌肉的紧张性是否完全消失。拔出探针后，用一小干棉球将针孔堵住，以防止出血。操作过程中要防止毒腺分泌物射入实验者眼内。如被射入时，则需立即用生理盐水冲洗眼睛。

第七节　急性动物实验中常用的手术方法

机能学教学实验以急性动物实验为主，常以血压、呼吸等为指标，以静脉注射、放血等为实验方法，需要暴露气管、颈总动脉、颈外静脉、股动脉、股静脉，并做相应的插管，以及分离迷走神经、减压神经及股神经等。因此，手术主要在颈部及股部进行。

一、兔、犬颈部手术

颈部手术的目的在于暴露气管、颈部血管并做相应的插管以及分离神经等。颈部手术成败的关键在于熟悉动物颈部及手术要领，防止损伤血管和神经（图 3 – 15）。现以兔为例，说明如下：

1. 兔仰位固定于兔台上，颈部剪毛。

2. 动物麻醉：一般做局部浸润麻醉，在颈部正中线皮下注入 1% 普鲁卡因；亦可选用 20% 乌拉坦做全身麻醉（剂量请参看表 3 – 2）。

3. 气管、颈部血管、神经分离术

（1）气管暴露术：用手术刀沿颈部正中线从甲状软骨处向下至靠近胸骨上缘做一切口（兔的长约 4 ~ 6cm，犬的长约 10cm）。因兔颈部皮肤较松弛，亦可用手术剪沿正中线剪开。切开皮肤后，以气管为标志从正中线用止血钳钝性分离颈部正中的肌群和筋膜即可暴露气管，分离食道与气管，在气管下穿过一条粗线备用。

（2）颈总动脉分离术：正中切开皮肤及皮下筋膜，暴露肌肉。将肌肉层与皮下组织分开，此时清楚可见在颈正中部位有两层肌肉。一层与气管平行，覆于气管上，为胸骨舌骨肌。其上又有一层肌肉呈 V 字形走行，向左右两侧分开，此层为胸锁乳突肌。用镊子轻轻夹住一侧的胸锁乳突肌，用止血钳在两层肌肉的交接处（即 V 形沟内）将它们分开（注意切勿在肌肉中分，以防出血）。在沟底部即可见到有搏动的颈动脉鞘。用眼科镊子（或纹式止血钳）细心剥开鞘膜，避开鞘膜内神经，分离出长 3 ~ 4cm 的颈总动脉，在其下穿两根线备用。

颈动脉窦分离术：在剥离两侧颈总动脉基础上，继续小心地沿两侧上方深处剥离，颈总动脉分叉处膨大部分，即为颈动脉窦。剥离时勿损伤附近的血管、神经。

（3）颈部迷走、交感、减压神经分离术：于家兔颈部，在找到颈动脉鞘后，将颈总动脉附近的结缔组织薄膜镊住，并轻拉向外侧使薄膜张开，即可见薄膜上数条神经。根据各条神经的形态、位置和走向等特点来辨认，迷走神经最粗，外观最白，位于颈总动脉外侧，易于识别。交感神经比迷走神经细，位于颈总动脉的内侧，呈浅灰色。减压神经细如头发，位于迷走神经和交感神经之间，在兔为一独立的神经，沿交感神经外侧后行走；但在人、犬此神经并不单独行走，而是行走于迷走、交感干或迷走神经中。将神经细心分离出 2 ~ 3cm 长度即可，然后穿细线备用。

（4）颈外静脉暴露术：颈外静脉浅，位于颈部皮下，其属支为外腭静脉和内腭静脉，颈部正中切口后，用手指从皮肤外将一侧部组织顶起，在胸锁乳突肌外缘，即可见很粗而明显的颈外静脉。仔细分离长 3 ~ 4cm 的颈外静脉，穿两线备用。

4. 气管及颈部血管插管术：在前述分离术的基础上，按需要选做下列插管术：

（1）气管插管术：暴露气管后在气管中段，在甲状软骨下 0.5cm 处横向切下气管前壁，再向头端做一小纵切口，使切口呈倒"T"形。用镊子夹住切口的一角，将适当口径的气管套管由切口向心端插入气管腔内，用粗线扎紧后，再将结扎线固定于"Y"形气管插管分叉处，以防气管套管脱出。

（2）颈总动脉插管术：颈总动脉主要用于测量颈动脉压。为此，在插管前需使动物肝素化，并将口径适宜的充满抗凝液体（也可用生理盐水）的动脉套管（也可用塑料管）准备好，将颈总动脉离心端处结扎（结扎点尽量向离心端），近心端动脉夹夹住，另一线打一活扣置于动脉夹与离心端结扎线之间。插管时以左手拇指及中指拉住离心端的结扎线头，食指从血管背后轻扶血管；右手持眼科剪，使与血管呈45°角，在紧靠离心端结扎线处向心一剪，剪开动脉壁之周径1/3左右（若重复数剪易造成切线不齐，当插管时易造成动脉内膜内卷或插入层间而失败），然后持动脉套管，以其尖端斜面与动脉平行地向心方向插入动脉内，用细线扎紧并在套管分叉处做结固定，最后将动脉套管适当固定，以保证测压时血液进出套管之通畅。

（3）颈外静脉插管术：颈外静脉可用于注射、输液和中心静脉压之测量，血管套管插入方法与股静脉类似。现将用于中心静脉压测量的插管做简要介绍：在插管前先将家兔肝素化，并将连接静脉压检压计的细塑料管导管充盈含肝素之生理盐水。在导管上做一长5~8cm的记号。导管准备好后，先将静脉远心端结扎，靠近结扎点的向心端做一剪口，将导管插入剪口，然后一边拉结扎线头使颈外静脉与颈矢状面、冠状面各呈45°角，一边轻柔地向心端缓慢插入，遇有阻抗即退回改变角度重插，切不可硬插（易捅破静脉进入胸腔），一般达导管上记号为止，此时可达右心房入口处。若导管插管成功，则可见静脉压检压计水面或浮漂于中心静脉压数值附近随呼吸而上下波动。

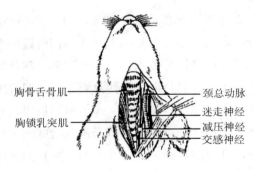

图3-15　家兔颈部血管、神经解剖示意图

二、兔、犬股部手术

股部手术目的在于分离股神经，股动、静脉及进行股动、静脉插管，以备放血、输血输液、注射药物等用。

犬、兔等动物手术方法基本相同。现以兔为例介绍股部手术的基本步骤：

1. 动物仰位固定于兔台上，腹股沟部剪毛。

2. 用手指触摸股动脉搏动，辨明动脉走向，在该处局麻并做方向一致长 4～5cm 的切口。用止血钳小心分离肌肉及深部筋膜，清楚地暴露出股三角区。股三角区上界为鼠蹊韧带，内界为缝匠肌，外界为内收长肌。股动脉及神经即由此三角区通过。股神经位于外侧，股静脉位于内侧，股动脉位于中间偏后。

3. 用止血钳细心地将股神经首先分出，然后分离股动、静脉间的结缔组织，清楚地暴露股静脉，如做插管可分离出一段静脉（2～2.5cm），穿两根细线备用。再仔细分离股动脉，将股动脉与其背部的组织分离开，长 2～2.5cm，切勿伤及股动脉分支。动脉下方穿两根细线备用。

4. 在动物行肝素化后做股动、静脉插管。犬血管粗大，插管较易；兔血管细，插管较难。因此，要细致耐心和掌握要领。

（1）股动脉插管术：于股动脉近心端用动脉夹夹住，远心端用细线结扎，牵引此线在贴近远心端结扎处剪开血管，向心插入动脉套针或塑料管，结扎固定后备放血或注射用。

（2）股静脉插管术：股静脉插管术除不需用动脉夹外，基本与股动脉插管相同。但因静脉于远心端结扎后静脉塌陷呈细线状，较难插管，因此可试用静脉充盈插管法，即在股静脉近心端用血管夹夹住（也可用线提起），活动肢体使股静脉充盈；股静脉远心端结扎线打一活扣，待手术者剪口插入套针后，再由助手迅速结扎紧。

三、内脏大神经分离术

1. 兔内脏大神经分离术　兔麻醉固定。沿腹部正中线做 6～10cm 切口，并逐层切开腹壁肌肉和腹膜。用温生理盐水纱布推腹腔脏器于一侧，暴露肾上腺，细心分离肾上腺周围脂肪组织。沿肾上腺斜外上方向，即可见一根乳白色神经，向下方通向肾上腺，并在通向肾上腺前形成两根分支，分支交叉处略膨大，此即为副肾神经节。分离清楚后，在神经下引线（不结扎）备用。

2. 犬内脏大神经分离术　同上法，暴露肾上腺。分离左侧内脏大神经时，向上方寻找副交感神经节和内脏神经主干，用玻璃棒剥离盖在内脏大神经上的壁层腹膜，即可分离出内脏大神经。手术中要充分麻醉，防止反射性呼吸、心跳停止。

第八节　动物实验常用手术器械及使用方法

动物实验常用手术器械主要有以下几种：

一、玻璃分针

专用于分离神经与血管的工具。尖端圆滑，直头或弯头，分离时不易损坏神经与血管。玻璃分针尖端容易碰断，使用时要小心，如尖端破碎时会损伤组织，不可再使用。

持玻璃分针的姿势同执笔式。

二、锌铜弓

锌铜弓常用以检查坐骨神经－腓肠肌标本功能是否良好。原理为锌的电极电位为 $-0.76V$，铜的电极电位为 $+0.34V$，当弓顶锌与铜连接时，电流按铜→锌方向流动。当锌铜弓与湿润的活性组织接触时，锌失去电子成为正极，使细胞膜超极化；而铜得到电子成为负极，使细胞膜去极化而兴奋，电流按锌→活体组织→铜的方向流动，形成刺激。注意用锌铜弓测试时，活体组织表面必须湿润。

三、刺激电极

刺激电极的种类很多，在生理实验中常用的有普通电极、保护电极、乏极化电极等。

四、手术刀

主要用于切开皮肤或脏器。常用手术刀为刀柄和刀片组合式，也有刀柄和刀片相连的。根据手术的部位与性质，可以选用大小、形状不同的手术刀片。常用的持刀方法有4种（图3－16）：

1. 执弓式 这是一种常用的持刀方法，动作范围广而灵活，用于腹部、颈部或股部的皮肤切口。

2. 执笔式 此法用力轻柔而操作精巧，用于切割短小而精确的切口，如解剖神经、血管，做腹部小切口等。

3. 握持式 常用于切割范围较广、用力较大的切口，如切开较长的皮肤、截肢等。

4. 反挑式 此法多使用刀口向弯曲面的手术刀片，常用于向上挑开组织，以免损伤深部组织。

五、手术剪

主要用于剪皮肤或肌肉等松软组织。此外，也可用来分离组织，即利用剪刀的尖端，插入组织间隙，分离无大血管的结缔组织等。手术剪分尖头剪和钝头剪。其尖端还有直、弯之别。生理学实验中常习惯于用弯手术剪剪毛。另外，还有一种小型手术剪，称眼科剪，主要用于剪血管或神经等柔软组织。眼科剪也有直头与弯头之分。正确的执剪姿势为用拇指与无名指持剪，食指置于手术剪的上方。

金冠剪尖端粗短，易于着力，可用于剪开皮肤、内脏、肌肉、骨骼及绳线等。持剪姿势同一般手术剪。

六、镊子

主要用于夹持或牵拉切口处的皮肤或肌肉组织。眼科镊用于夹持细软组织。手术镊

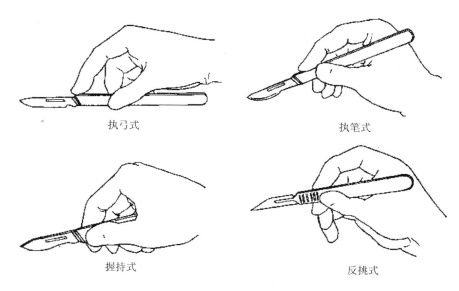

执弓式   执笔式

握持式   反挑式

图 3 - 16　手术刀的持刀方法

有圆头、尖头两种，又有直头和弯头、有齿和和无齿之别，而且长短不一，大小不等，可根据手术需要选用。有齿镊主要用于夹持较坚韧或较厚的组织，如皮肤、筋膜、肌腱等；无齿镊主要用于夹持较细软的组织，如血管、黏膜等。正确的执镊姿势，类似于执笔式，较为灵活方便。

七、止血钳

主要作用是分离组织和止血，不同类型的止血钳又有不同的用途。执止血钳的姿势均与执剪刀的姿势相同。常用止血钳有以下两种：

1. 直止血钳　分长短两种类型，又有有齿和无齿之别。无齿止血钳主要用以夹住浅层出血点，以便止血，也可用于浅部的组织分离。有齿止血钳主要用于强韧组织的止血，提起皮肤等。

2. 弯止血钳　与直型的大同小异，也分长短两种，主要用于深部组织或内脏出血点的止血。

八、咬骨钳

主要用于咬切骨组织，如打开颅腔或骨髓腔等。咬骨钳有剪刀式和小碟式及双关节咬骨钳，前者是用于剪开骨片，后者适用于咬断骨组织。

九、持针器与缝合针

持针器是专门咬合缝合针的一种器械，其基本构件、分类和使用方法与止血钳相同（图 3 - 17）。在机能学实验中，只用于咬合各类缝合针，一般不作其他的用途。

缝合针包括圆针和角针两种，有大、中、小号的区别。圆针的边缘呈现圆钝样构型，用于缝合组织结构；角针边缘锋利，除具有穿刺功能外，还具有切割的作用，因此仅用于缝合皮肤组织。缝合针须配合持针器一起使用，切不可用手拿住缝合针进行各种缝合操作。

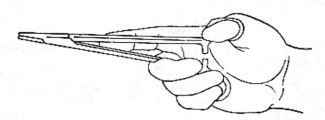

图 3 – 17　持针器的握持方法

第四章　机能学实验常用仪器、设备使用技术与方法

一、BL-420 生物机能实验系统

生物机能实验系统的目的就是观察、记录和处理各种生物机体内或离体器官中探测到的生物电信号以及张力、压力、温度等生物体非电信号的波形。

（一）开机

首先将换能器、信号引入线连接于计算机 BL-420 系统面板上的各相应接口后，按下计算机电源开关，打开计算机。待进入"Windows"界面后，用鼠标双击"BL-420生物机能实验系统"图标，显示器显示"BL_ NewCentury"生物信号采集处理系统主界面（图4-1）。

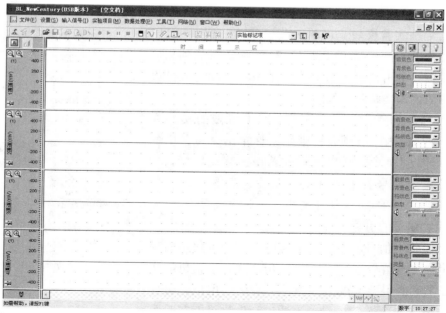

图4-1　生物信号采集处理系统主界面

（二）调零和定标操作

当安装好 BL-420 生物机能实验系统之后，在正式开始实验之前，需要进行调零和定标操作。那么什么是调零、定标操作呢，它对生物机能实验又有什么影响呢？是否必须进行调零与定标操作？

调零是为了消除生物信号放大器正常范围内的零点漂移。当启动生物机能实验系统观察信号时，在放大器的输入端不接任何引导电极或传感器的情况下，观察到的直线波形会与标定零点有一定的直流偏移，即信号整体升高或下降一定值，这与传感器不调零时引起信号整体漂移情况相似。

定标是为了确定引入传感器的生物非电信号和该信号通过传感器后转换得到的电压信号之间的一个比值，通过该比值，我们就可以计算传感器引入的生物非电信号的真实大小。比如，为了测定血压，我们用标准水银作为压力标准对血压传感器进行定标，假设我们从标准水银血压计读出的值为 100mmHg，通过血压传感器的转换从生物机能实验系统读出的值为 10mV，那么这个比值就是 $100mmHg/10mV = 10mmHg/mV$。有了这个比值，就可以方便地根据从传感器得到的电压值计算实际血压值。假如生物机能实验系统内部得到一个电压值为 15mV，在生物机能实验系统中显示 150mmHg。

调零与定标由专业技术员在实验前定好，每次实验前一般不用调整。

（三）实验操作

1. 实验开始时生物机能信号的输入　实验开始时可点击"实验项目"或"输入信号"来进行生物机能信号的输入。

（1）"实验项目"菜单输入：BL-420 系统设置了九大类几十种实验模块，可单击菜单条的"实验项目"菜单项，弹出下拉式菜单（图 4-2），移动鼠标到相应的实验内容，单击鼠标左键确定，系统将自动进入已设置基本参数的该实验监视状态。

（2）"输入信号"菜单输入：如果所做的实验在"实验项目"栏内没有预设，则用鼠标单击菜单条中的"输入信号"菜单项，弹出下拉式菜单，移动鼠标，选定通道及输入信号类型（压力、张力、肌电等）并单击。如需要多通道输入，则重复以上步骤完成设置。

2. 生物信号的引导

（1）生物电信号的引导：生物电信号直接使用引导电极对生物体电信号进行引导。与 BL-420 生物机能实验系统相配套的引导电极为一黑色屏蔽引导电极，引导电极的一端是一个 5 芯插口，该插口与生物机能实验系

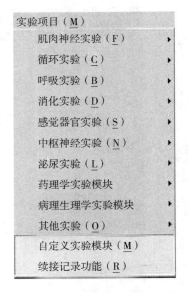

图 4-2　实验项目菜单

统相连；另一端有 3 个不同颜色的鳄鱼夹，其中红色的夹子引导正信号，白色的夹子引

导负信号，而黑色的夹子用于接地。这三个鳄鱼夹可以直接或通过其他小电极与生物体相连接，用于引导生物体电信号。

（2）生物体内非电信号的引导：生物体内非电信号需要通过传感器进行引导，传感器可以将生物体内非电信号转换为电信号然后引导入生物机能实验系统进行观察、记录和处理。根据传感器引导信号的不同类型，可以将传感器分为不同的类型，如引导血压的称为压力传感器，引导张力的称为张力传感器，引导温度的称为温度传感器等等。

3. 参数调节 在显示通道的右侧是参数调节区，包括：|◎|控制参数调节区、|🖳|显示参数调节区、|？|通用信息显示区和|？|专用信息显示区。

（1）控制参数调节区：|G|为增益调节按键，可调节系统放大器的放大倍数；|T|为时间常数调节键，专指低频高通滤波，可衰减生物信号中混入的低频噪声；|F|为滤波调节键，专指高频低通滤波，可衰减生物信号中夹杂的高频噪声；|50Hz|专指对电网所带来的50Hz 的干扰波而进行滤波；|▬▬▽|为扫描速度调节键，可移动中间三角调节键改变通道显示波形的扫描速度。

（2）显示参数调节区：可以调节前景色（信号曲线颜色）、背景色、格线色及类型（格线类型），调节时各通道可单独设置，并注意将前景和背景色要对比明显，否则会看不清接收自传感器的信号曲线。

（3）通用信息显示区：显示当前通道接收的各类数据。

4. 如何添加标记 在实验过程中可在通道波形显示区的指定位置添加一个实验标记。

点击工具栏中的|L|会弹出"实验标记编辑对话框"，在左侧的"实验标记组列表"中选择相应的实验项目，或者在"实验标记组编辑区"下方的输入框内输入新的实验名称点击"添加"来建立新的实验项目；选好实验项目后，就能在右侧的"实验标记列表"中看到所选实验项目需要用到的标记名称，可以任意点击其中一项进行修改，也可添加新标记（"√"）、删除（"×"）多余的标记；选好后按确定，工具内的 |实验标记项 ▼| 就会变更为所选的标记，实验时可选该项右侧下栏菜单键，鼠标左键单击所选的标记，移动到波形区适当位置后再点击一次鼠标左键，即在点击处做好标记。

5. 如何对实验数据进行保存、反演

（1）当启动实验时，BL_NewCentury 软件会自动启动数据记录功能。在实验过程中，临时数据将存贮在当前目录下的 temp. tme 文件中。当前目录是指 BL_NewCentury. exe 软件安装的位置（一般位于 c:\Program Files\BL_NewCentury），在该目录下面还有一个 data 子目录（c:\Program Files\BL_NewCentury\data），该目录专门用于存储实验数据。临时文件 temp. tme 不存贮在 data 子目录下。

（2）当结束实验后，BL_NewCentury 软件会弹出一个存盘对话框，其默认的指定存盘位置为 data 子目录，可以根据自己的需要随意改变最后正式存盘文件所在的目录。

（3）对于一个实验数据不要记录得太大，否则在将临时文件 temp·tme 复制成为正式存贮文件时需要花费很长的时间，太大的数据也不易复制到其他存贮介质上，比如想把实验数据存在软盘上然后带回家去分析，而且一旦较大的数据被破坏，那么损失也会较大。一般一个文件的大小不要超过 20M。

（4）当正在进行实验时，如果由于不可预知原因造成系统死机，比如遇到病毒使操作系统崩溃，或突然停电引起计算机关闭等，刚才实验时记录的数据会存在当前目录下的 temp. tme 文件中（仅适用于非高效存贮方式）。如果还要保存实验数据，那么可以对 temp. tme 文件重新命名，然后将它复制到 data 子目录下。

（5）反演数据：反演数据的方法也非常简单，只需从工具条上选择"打开文件"命令，然后选择需要反演的文件名字，按"确定"按钮即可。对于反演的数据，可以拖动显示窗口下面的滚动条来选择不同时间段的数据进行观察和分析，也可以通过窗口下方的滚动条和反演按钮窗口中的查找命令按钮查找所需的数据。

6. 如何进行实验数据的测量与处理　　数据测量是指直接在实验的原始数据基础上计算一些值，比如计算原始波形上某一点的值，一段波形的最大值、最小值和平均值。而数据处理是指对原始的实验数据进行变换，比如对原始波形进行平滑滤波、微分、积分等处理。

BL_NewCentury 软件中有多种数据的测量方法，它们是光标测量、加 Mark 标记的光标测量、区域测量、两点测量、区间测量、细胞放电数测量等，这些都是通用数据测量方法。而如心肌细胞动作电位测量和血流动力学参数测量等数据测量方法则是针对具体实验模块的专用测量方法。我们这里主要讲解的是通用数据测量方法。

光标测量是使用测量光标测量波形曲线上指定某点数值结果的测量方法，是最简单的测量方法。测量光标是指在波形曲线上运动的一个小标记，其形状可以通过设置菜单中的"设置光标类型"命令进行设置。区域测量与区间测量相似，它们测量的参数完全一致，只是他们的操作方法不一样。另外，区间测量采用人工频率计数线，在频率参数的测定要相对准确一些。要理解区域测量首先要理解区域选择，因为在进行区域选择的同时系统内部就自动完成了区域测量。两点测量、区间测量和细胞放电数测量的方法和说明请参见数据处理菜单说明。

在 BL_NewCentury 软件中有许多种数据的处理方法，比如微分、积分频率直方图、频谱分析及序列（非序列）密度直方图等。

7. 文件打印

（1）图形剪辑打印：打开已保存的实验项目或暂停正在运行的实验进行图形剪辑，可以把不同实验阶段所显示的波形黏贴在一起，形成一张完整的实验图形。

点击工具栏中的图标，将鼠标移动到要剪辑的波形的左上角按下左键拖动鼠标移至波形右下角完成图形的选定后松开左键，这时将自动进入图形编辑窗口；点击可回到实验波形显示窗口，剪切第二段波形回到图形剪辑窗口时，新的图形自动放于窗口左上角，会覆盖住第一次剪切的图形，此时只需将鼠标移动到新图形上（此时鼠标变为手形）将图形拖到空位即可；反复进行以上操作至剪辑完成，可以在图形编辑窗口将所剪辑的图形进行保存、打印等操作，点击 **A** 键可以增加说明，点击 ✐ 可擦除多余的图形或文字。

（2）数据图形打印：实验或者反演过程中，如果认为需要打印的图形，打开打印菜单选定通道、比例进行打印，可在一页纸上打印四幅图形，还可打印整个文件。

8. 刺激器设置 BL_ NewCentury 采用 Windows 系统的标准对话框的形式来设置刺激器的参数。点击进入设置刺激器参数对话框，其中有两个属性页：它们分别是设置和程控，每一个属性页相当于一个子对话框。

（1）"设置"属性页可设置内容：模式有四种刺激器模式供选择，包括正电压刺激、负电压刺激、正电流刺激及负电流刺激。

方式有五种刺激可供选择，它们是单刺激（为默认选择）、刺激、串刺激、连续单刺激与连续双刺激。

①延时：调节刺激器第一个刺激脉冲出现的延时。延时的单位为 ms，其范围从 $0 \sim 6ms$ 可调。每调节粗调按钮一次，其值改变 10ms；调节微调按钮一次，其值改变 0.1ms。

②波宽：调节刺激器脉冲的波宽。波宽的单位为 ms。其范围从 $0 \sim 200ms$ 可调。每调节粗调按钮一次，其值改变 1ms，调节微调按钮一次，其值改变 0.01ms。

③波间隔：调节刺激器脉冲之间的时间间隔（适用于双刺激和串刺激）。波间隔的单位为 ms，其范围从 $0 \sim 6ms$ 可调。调节粗调按钮一次，其值改变 10ms；调节微调按钮一次，其值改变 0.1ms。

④频率：调节连续刺激的频率（适用于连续刺激方式）。频率的单位为 Hz，其范围从 $0 \sim 2000Hz$ 可调。每调节粗按钮一次，其值改变 10Hz；调节微调按钮一次，其值改变 10Hz。但刺激器的频率受到波宽和波间隔（在连续双刺激时才起作用）的影响，因此调节的波宽较长，刺激频率将不能调节到 2000Hz，计算机会自动计算出当时可以调节的最高刺激频率。

⑤强度：强度 1 调节刺激器脉冲的幅度（当刺激类型为双刺激时，则是调节双脉冲中第一个脉冲的幅度）。强度的单位为 V，其范围从 $0 \sim 50V$ 可调。每调节粗调按钮一次，其值改变 0.5V；调节微调按钮一次，其值改变 0.05V。强度 2 调节双脉冲中第二个脉冲的幅度。当刺激器类型为串刺激时，该元素用来调节串刺激的脉冲个数。

（2）"程控"属性页可设置内容：程控属性页中包括程控方式、程控刺激方向、增量、主周期、停止次数和程控刺激选择 6 个部分：

①程控方式：该命令为程控刺激方式选择子菜单，包括自动幅度、自动间隔、自动波宽、自动频率和连续串刺激五种程控刺激方式。自动幅度方式按照设定的主周期自动对单刺激的刺激幅度进行改变。自动间隔方式按照设定的主周期自动对双刺激的刺激波间隔进行改变。自动波宽方式按照设定的主周期自动对单刺激的刺激波宽进行改变。自动频率方式按照设定的主周期自动对串刺激的刺激频率进行改变。连续串刺激方式按照设定的主周期自动、连续的发出串刺激波形。

②程控刺激方向：程控刺激方向包括增大、减小两个选择按钮，它们控制着程控刺激器参数增大或缩小的方向。如果程控刺激器的方向为增大，则参数增大到最大时，系

统自动将其设定为初始值；如果程控刺激器的方向为减小，则参数减小到最小时，系统自动将其设定为初始值。程控增量是指程控刺激器在程控方式下每次发出刺激后调节参数所增加的量或减小的量。主周期程控刺激器的主周期单位为秒（s）。主周期是指程控刺激两次刺激之间的时间间隔。

③停止次数：停止次数是指停止程控刺激的次数，在程控刺激方式下，每发出一个刺激将计数一次，所发出的刺激数达到停止次数后，将自动停止程控刺激。也就是说停止次数是停止程控刺激的一个条件。

④程控刺激选择：程控刺激选择包括程控和非程控两个选择按钮，可以通过这个按钮的选择，在程控刺激器和非程控刺激器之间进行选择。在任何时候，都可以选择程控按钮将刺激器设置为程控刺激器，也可以选择非程控按钮随时停止程控刺激器。

二、BL2000 图像分析系统

将观察对象通过显微镜放大，由摄像头摄取图像并输入到计算机内的专用图像捕获卡，进行 A/D 转换后，由 BL2000 图像分析系统软件对数字图像进行处理，并对图像进行分析、测量。这样不仅可以对静态图像进行物理几何测量（如面积、周长、直径），进行目标区域选取由系统自动生成平均光密度、平均灰度、目标分布密度及面积等，还可以对动态图像进行观察测量，如心肌细胞活性分析、毛细血管微循环观察、运动状态动物的跟踪测量分析等。

（一）图像获取

1. 从文件。

2. 从视频：选择文件 \ 获取 \ 视频拍摄菜单，开始视频拍摄，确定后按任意键，选定待分析图像进行分析（本系统使用 OK－C30 型图像采集卡）。

3. 从扫描仪和数码相机：选择文件 \ 获取 \ 数码拍摄，从扫描仪或数码相机获取图像。

（二）图像处理

1. 区域选择　系统支持矩形、圆形、任意形状区域选择。工具栏上有相应形状按钮。按下所需按钮，即可在图像上选择处理区域（有个别图像处理功能是针对全图而不是某个区域）。

2. 编辑　有剪切、复制、黏贴、撤消、恢复等功能。其中黏贴有新窗口和新图像两个选项。新窗口为另新建一幅图像，新图像则是黏贴为当前图像。

3. 视图　视图菜单有如下功能：查看直方图、查看特定位置的颜色值、全屏幕、放大、缩小及查看图像属性等。选择视图 \ 颜色框菜单项，弹出颜色框，把鼠标放到图像上，颜色框上即可显示出当前鼠标位置及该点的颜色值。X、Y 为坐标值，RGB 为颜色的红绿蓝分量，I 为灰度值。放大、缩小可选择各种比例，另外也可以在工具栏上选择放大按钮，然后单击鼠标左键可放大图像，单击鼠标右键缩小图像。

4. 图像

（1）调整菜单项：调整图像的红绿蓝分量值、阴影、明亮度、对比度、饱和度、色彩度、半色调、高亮度。

（2）色彩：色彩分离和合成。色彩分离为把图像的红绿蓝分量提取出来，分别独立组成三幅图像，合成为分离的逆过程，把三幅红绿蓝图像合成为一幅图像。

（3）滤镜：包括基本滤镜模糊、柔化、锐化，特殊滤镜增噪、中值滤波、浮雕、镶嵌，边缘滤镜横向边缘、纵向边缘、任意边缘，自定义滤镜。选定所需滤镜，调整滤镜参数，单击确定即可对图像进行过滤。

（4）翻转、镜像、灰图、负像：翻转为垂直翻转图像，镜像为水平翻转图像，负像为对图像进行反色处理。

（5）运算：选择运算菜单，弹出图像运算对话框，运算方式为：①与常数运算：选择与常数运算选项，图像的颜色值与一常数进行运算。②与图像运算：选择与图像运算，单击，打开另一幅图像，做两幅图像间的运算。运算符：加、减、乘、除。

（6）旋转：选择旋转菜单，弹出旋转对话框，可选择方向、旋转角度。其中角度可选择90°、180°、270°和任意角度。选定方向角度后，单击确定进行图像旋转。

（三）图像分析

分析步骤：

本套图像分析软件总的分析步骤为：

主过程：目标识别————→目标测量。

另外，在分析过程中，按照不同需要还可能对图像进行不同处理，对目标进行过滤等。

分析菜单功能有：

1. 测量单位选取 本功能支持用户在图像上标定所需的测量单位。选取"分析"菜单下的"测量单位"，图像上出现一标定直线，用户可随意改变直线长度，在对话框上选择所需要的测量单位和填写实际长度，确定像素与实际测量单位之间的关系，可标定图像的测量单位。默认的测量单位为像素。

2. 颜色设置 用户可选择目标显示时的颜色和目标切分时的颜色。

3. 目标基元设置 目标基元为目标识别时的最小像素单位，用户可选择 1×1 和 3×3 两种目标基元。默认值是 3×3 的目标基元。

4. 目标识别

（1）自动亮色：可随意选择所需要的阈值，图像中灰度值大于该阈值的像素被目标显示颜色显示出来。

（2）自动暗色：可随意选择所需要的阈值，图像中灰度值小于该阈值的像素被目标显示颜色显示出来。

（3）任意手动：用鼠标左键在图像中任取点，图像和该点具有相同颜色值的像素被目标显示颜色显示出来。

识别原理：用目标显示颜色标示出来的并且是连通的区域。

5. 目标处理

（1）目标扩大：利用图像膨胀的原理对识别出来的目标进行扩大处理。

（2）目标缩小：利用图像腐蚀的原理对识别出来的目标进行缩小处理。

（3）孔洞填充：如果某目标内部含有孔洞（此时，孔洞在测量当中并不作为该目标的一部分），选择孔洞填充菜单可把孔洞亦用目标显示颜色标示出来，即把孔洞也作为目标一部分。

（4）目标骨架。

（5）目标分割：如果在目标识别过程中，两个或两个以上的目标由于存在连通区域，被识别成一个目标，通过目标分割可把目标分割开。选择"目标分割"，进入目标分割状态，用鼠标手动在需要切分的地方用线条把目标切分开。单击鼠标右键取消目标分割状态。

（6）目标删除：选择"目标删除"菜单，进入目标删除状态，用鼠标单击需要删除的目标，可删除不用的目标。单击鼠标右键取消目标删除状态。

6. 目标测量

（1）通用测量：测量每个目标的周长、面积、中心、长轴、短轴、光密度以及外接矩形、外接圆等的各项参数。单击"目标号"，在图像上可显示出当前目标。

（2）线形、圆形、矩形测量：可用鼠标在图像上做各种图形，并测量图形的各项参数。

7. 目标过滤 通过任意组合不同的条件，把不需要的目标过滤掉。

8. 单体分析 在图像上双击需要分析的目标，可在"单体分析"对话框内观察目标的各项参数。

三、刺激电极

刺激电极的种类很多，在生理实验中常用的有普通电极、保护电极、乏极化电极等。

1. 普通电极 刺激离体的组织时常用，电极的金属丝装嵌在有机玻璃套内，前端裸露少许金属丝，用以接触组织。

2. 保护电极 刺激在体深部组织时，避免电流刺激周围组织，常需用保护电极。电极的金属丝包埋在绝缘套内，前端仅有一侧槽露出电极丝作用于组织。

3. 乏极化电极 当用直流电刺激组织时，上述电极不宜使用。因组织内外存在着电解质，当电流以恒定方向流过时，阳极下将有 Cl^- 积聚，阴极下将积聚 Na^+，称为极化现象。离子积聚程度与通电时间呈正比，产生与原电动势极性相反的极化电动势，一方面衰减了刺激电流，另一方面在断电时则发生分极电流，从而影响实验结果。为了避免极化现象，用直流电刺激时，应采用乏极化电极。常用的乏极化电极有银－氯化银电极、锌－硫酸锌电极和汞－氯化汞电极。现以银－氯化银电极为例介绍工作原理和制作方法。银－氯化银电极通直流电后，在阳极下有 Cl^- 集聚，但阳极电极的金属银不断失去电子成为 Ag^+，后者与集聚的 Cl^- 结合形成 $AgCl$，附着于电极表面，避免了 Cl^- 的集聚；在阴极下，有 Na^+ 集聚，但由于阴极不断获得电子，使阴极表面的氯化银（AgCl）还原而放出 Cl^-，与 Na^+ 保持着电离平衡，从而消除了两极间的极化电动势。制作银 – 氯化银电极，可根据不同实验要求，选择不同形状和型号的银片或银丝，先用细砂纸擦去表面污物，用蒸馏水洗净后浸入盛有 0.9% NaCl 溶液的烧杯中，接至 4～6V 直流电源的阳极上；阴极用石墨棒，通电 0.5～1 小时。电路中用 $1k\Omega$ 的可变电阻和 10～25mA 电流计，按每平方毫米（mm^2）银电极表面积给电流 0.01mA 计算，这样可得到均匀而又牢固的氯化银层。做好的电极放在暗处保存，以免氯化银分解。使用时外绕一层脱脂棉，并在生理盐水中浸湿，通过棉层间接接触组织。不用时可浸在 0.9% NaCl 溶液中，并处于短路状态，以减少极间电位差。

四、神经标本屏蔽盒

神经标本屏蔽盒的测量电极和刺激电极的位置滑动可变。屏蔽盒将神经屏蔽盒和肌槽合二为一，既可用于神经干动作电位实验，也可用于肌肉收缩实验。

神经标本屏蔽盒由盒体、电极固定槽和电极三部分组成，盒体能屏蔽静电、高频噪声信号的干扰，电极固定槽用于固定电极位置和调节电极间距离，电极则由一对刺激电极、两对引导电极和一根接地电极构成。

进行实验时，先将刺激器输出端连接在屏蔽盒上的刺激电极两接线柱上，将放大器输入连线连接在第一引导电极的两接线柱上。进行神经兴奋传导速度测定实验时，将另一放大器输入连线连接在第二引导电极的两接线柱上，然后把制备好的神经标本搭在电极上，通过电极固定槽的滑动，调整引导电极间的距离以及与接地电极、刺激电极间的距离，调整到图形满意为止。

五、常用换能器

通过换能器可把生物体的一些机械力或容量转换成电能（电流或电压），以便将此电能输入不同仪器加以处理，对其所代表的生物信号做深入分析。能将生物机体的机械能转换成电能的装置称为换能器。常用的换能器有两种（图 4-3）：

1. 机械 – 电换能器（张力换能器）　实验时将肌肉悬挂在梁臂的头端，然后将换能器的输出插头与记录仪的输入插座相接。接通电源后，先调好记录仪的直流平衡，使扫描线（或描笔）在记录仪的中间，如不在中间位置，调节换能器的"调零"电位器。当肌肉收缩力作用于悬臂做轻微的移位时，一组应变片的电阻丝被拉长，阻值增加，而另一组应变片的电阻丝缩短，阻值减少。肌肉的牵拉改变了悬臂两边的电阻值，电桥失去平衡，产生电位差，即有电流输出。此电流经过记录仪放大后描记。使用时应注意：①切忌用力弹压弹性悬臂，以免悬臂受损变形，影响记录的精确度。②防止水渗入换能器内而造成短路损坏。

2. 血压换能器（压力换能器）　主要用于测定血压。血压换能器能将血压的压力变化转换为电能。该换能器的应变元件置放在合金下面，头部是半圆形的透明罩，半圆形罩上有两个排气管，透明罩的作用是密封。排气管连接三通使换能器管内充满液体

（生理盐水、液体石蜡）。一端为排气管关闭，另一端为压力传送管与动脉血管相连。换能器在做实验前先调零，使记录线位于零点，若有偏离可调节血压换能器上的"调零"电位器。一旦与血管连通，血压的压力传至换能器，应变片就将压力转换为电流输出，记录仪上就描记出血压波动曲线。使用时应注意：①压力换能器避免碰撞，轻拿轻放，以免损坏。②如换能器中有血液，可用注射器冲洗。

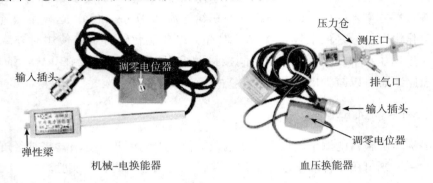

图4-3　常用换能器

六、视野计

视野计的样式颇多，最常用的是弧形视野计。它是一个安在支架上的半圆弧形金属板，可绕水平轴旋转360°。圆弧上有刻度，表示由该点射向视网膜周边的光线与视轴之间的夹角。视野界限即以此角度表示。在圆弧内面中央装一个固定的小圆镜，其对面的支架上附有可上下移动的托颌架。检查时患者坐在视野计前1m处，受检眼注视视野计中央的固视目标，另一眼遮以眼罩。用2mm刺激光标由视野计的中央向周边或由周边向中央移动，在各子午线上检查，同时询问患者何处看见或看不见光标，随时记录暗点的界限，最后把所有的结果转录在视野图上（图4-4）。

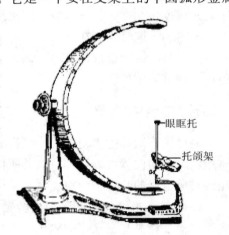

图4-4　弧形视野计

七、离体平滑肌浴槽

离体平滑肌浴槽可用来记录离体器官的收缩活动，如实验动物的离体肠、离体子宫等。离体平滑肌浴槽分为外槽和内槽，内槽内可装营养液，用来浸浴实验标本，保证在实验过程中的样本活性，并有温度监控器；外槽装自来水，有加热管、水流装置，与内槽中的温度监控器共同工作，以保证内槽营养液维持在指定温度（一般动物正常体温为37℃～38℃）。具体使用方法如下：

1. 实验前检查内外槽出水口是否闭紧，然后在外槽加清水至刻度线，内槽加营养液（高度由实验人员自定），另准备一试管或烧杯装上营养液置于外槽备用。

2. 接通电源，定制温度，加热至指定温度。

3. 准备好实验标本，用营养液清洗后取一小段（1～1.5cm，以内槽1/3长度为宜）。

4. 将实验标本一端固定于内槽，另一端与张力换能器连接，内槽中的营养液要能淹没标本。

5. 在实验时可根据需要通过内槽排液口放液，将预先准备的营养液（第1步）加入。

6. 可打开通气开关为内槽通气，气泡不宜过多、过大，以免影响实验效果。

7. 实验结束后，先关闭电源再将内外槽液体排空，清洗内槽避免营养液残留而导致槽内产生病菌。

八、医学机能虚拟实验

医学机能虚拟实验室系统机能学实验仿真软件，采用计算机虚拟仿真与网络技术，无须实验动物，模拟实验操作的全过程及实验效果，可作为机能学实验教学的补充。学生可在实验前通过该系统预习实验项目，了解更多的实验方法与操作，设计自己的实验。点击桌面软件进入系统后，主界面上包括资料室、动物房、准备室、模拟实验室和考场五类，点击任一分类可进入相应的房间进行操作（图4－5）。

1. 资料室 可点击书架上的专用书，查看机能学实验概述、传感器技术、生理学实验、病理生理学实验、药理学实验等相关的知识，其中"机能学实验常用技术"中包括了基本实验技术和局部手术，每一部分的介绍都包括原理和相应的操作录像；点击液晶电视屏幕可观看蛙类、哺乳类动物的捕拿、手术的录像；点击桌上的"实验报告"可查看实验报告的撰写要求。完成操作后点击右上角圆形按钮中的"返回首页"或"返回上页"进行下一步操作。

2. 动物房 在界面首页点击"动物房"标牌进入动物房。点击任一动物的头像可了解动物的生理学特性、生理常数及动物在实验中的应用；点击左边墙上挂的表可以了解动物的分组和编号；点击右侧墙上的表格，可以学习动物的选择及性别的识别。

3. 准备室 在界面首页点击"资料室"标牌进入。室内有仪器柜和药品柜，分别介绍虚拟实验室中使用的仪器设备、手术器械、实验试剂等。

4. 模拟实验室 从界面首页点击"模拟实验室"标牌进入实验室的电梯中，可选择进入生理实验室、药理实验室、病理生理实验室、人体实验室、综合实验室中的任何一间，进入实验室后可点击屏幕右下角的"简介"、"原理"、"模拟"、"录像"、"波形"进行操作。

"简介"：主要介绍实验目的、对象、器材及药品。

"原理"：介绍实验依据及相关理论知识。

"模拟"：是对实验过程的操作，可以在计算机上进行动物捕拿、固定、称重、麻醉、手术操作、给药、测量等操作，操作不熟练时可点击左下角的"！"，系统会给出下一步的提示，手术过程中会出现操作录像，可根据需要观看或者跳过。

"录像"：可演示实验操作的全过程。

◉ "波形"：演示在不同操作下动物生理信号的变化情况，可将自己在实际实验中取得的波形与之对比。

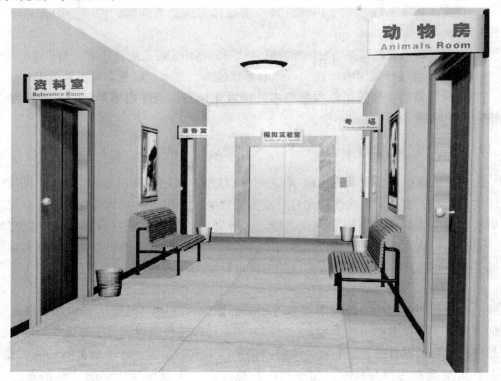

图 4－5   医学机能虚拟实验主界面

九、生物机能实验同步演示系统

生物机能实验同步演示系统是利用投影仪、计算机、电子白板等交互式教学手段展示实验手术操作过程，并利用信号采集系统得出信号分析结果，同屏展示生物体和生理信号同步变化过程。老师可利用该系统制作实验操作录像。

十、WebChart－400 人体生理学实验系统

点击电脑桌面上的 WebChart－400 图标就能进入人体生理学实验系统的主界面，界面上列有 12 类实验：人体心电图描记、血压、心音、呼吸运动、肺功能、脑电、肌肉反应、肌电、反射与反应时间、感觉实验、眼电、泌尿实验（图 4－6）。

1. 新实验   点击相应实验项目的名称进入该项实验平台，第一次操作时选择"新实验"，进入实验操作界面。

（1）"实验目的"、"实验原理"、"背景资料"：以文字的形式介绍了实验相关知识。

（2）"实验器材"：提供该项实验应用到的各类测试器材，供实验者参考选用。

（3）"方法与观察"：提供多种实验方法，并配有相应的表格、测量曲线记录窗口

及详细的实验操作步骤。

（4）"实验讨论"：采用了生理学实验报告的形式，包括了实验人员的相关信息表、每次实验的波形图和数据记录表、系统提供的思考题；点击最下方的"导出数据"可将实验中测度的波形、表格数据保存到指定的目录中，便于下次再次导入；点击"保存"则将这份实验报告自动以 Word 文件的形式保存在指定目录。

（5）本次实验结束后点击屏幕左上角的"返回首页"可回到主界面。

2. 导入数据　可将上次实验导出的数据重新导入，即可以观看上次的实验数据，又可以继续进行上次没有完成的实验操作。

3. 继续实验　将上次实验项目的数据导入后，可继续做未完成的部分，结果将保存于一份实验报告上。

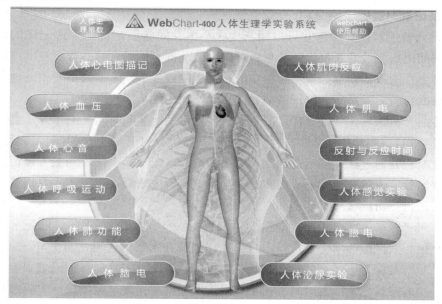

图 4 - 6　WebChart - 400 人体生理学实验系统主界面

十一、其他常用设备

近年来国家实施了大学生创新性实验计划，目的在于探索并建立以问题和课题为核心的教学模式，倡导以本科学生为主体的创新性实验改革。该计划极大地调动了学生的主动性、积极性和创造性，激发了学生的创新思维和创新意识。现介绍一些科研实验中常用的仪器设备及实验方法，以供参考。

（一）动物学习记忆实验用设备

该类实验设备是采用条件反射的方法，选用老龄动物或经过手术、药物造模的方法制造的动物模型，先观察动物学习或执行某项任务，然后间隔一定时间通过测量动物的操作成绩或反应时间来衡量这些过程的编码形式、贮存量、保持时间和它们所依赖的条件等，以此研究造模方法是否可行，受试药物对动物学习记忆功能的影响。

1. 回避实验

（1）跳台仪：将动物放入跳台仪，设定好刺激的电流强度后打开刺激开关，受刺激后的动物会主动跳到安全平台上，多数动物可能会多次跳下平台，又因电刺激而回到平台。观察记录首次跳下平台的潜伏期、24 小时后跳下平台的潜伏期及一段时间内所受的电击次数。实验前要进行动物预选及学习，可按学习成绩分组。

（2）避暗仪：预先设定好暗室的刺激电流强度，打开开关，放入大鼠或小鼠，利用鼠类趋暗避明的习性，动物进入暗室时将受到电击。观察记录首次进入暗室的潜伏期、24 小时后进入暗室的潜伏期及一定时间所受的电击次数。实验前要进行动物预选及学习，可按学习成绩分组。

2. 辨识学习实验

（1）八臂迷宫：八臂迷宫可以用于大、小鼠空间参照记忆和工作记忆的研究。动物利用房间内远侧线索所提供的信息，可以有效地确定放置食物的臂所在部位。实验前动物要禁食，选取的动物如果下丘脑功能受到影响或食欲缺乏，就不能很好地完成迷宫实验；每次实验后要对迷宫进行清洁，防止动物凭借气味寻找路径。

实验前开机预热 5 分钟，在仪器主机上设置组别、实验时间、工作臂（食物投放槽内放少量食物），将动物放入中央盒内，按下开始键，打开中央盒的门，实验开始后仪器自动计时，并通过红外探测器探测动物活动行为，记录其工作臂和参考臂记忆错误次数。一组实验完成后，继续下一组实验，当动物实验完毕后，可将实验数据通过数据线导入电脑进行分析或直接打印全部原始数据。

（2）Morris 水迷宫：Morris 水迷宫是目前世界公认的较为客观的学习记忆功能评价方法，小鼠、大鼠能够学会在水箱内游泳并找到藏在水下的逃避平台。Morris 水迷宫可进行定位航行实验，历经 5~7 天的训练，每日 1~2 次，实验观察和记录实验动物寻找并爬上平台的路线图及所需时间，记录其潜伏期和游泳速度。定位航行实验结束后还可进行空间搜索实验，撤去平台，将实验动物从同一个入水点放入水中，记录第一次到达原平台位置的时间、穿越原平台的次数，测量其对平台空间位置记忆的保持能力。Morris 水迷宫的优点是动物训练所需的时间较短（1 周），迷宫随机性大，动物不用长期禁食，可利用计算机建立图像自动采集和分析系统，统计分析实验动物潜伏期、运行轨迹、平均运动速度、朝向角等数据，便于研究者对实验结果做进一步分析和讨论。

实验前做以下准备：动物头部要用苦味酸标记，便于摄像头识别目标；水箱内加水高于平台（大鼠平台 2cm，小鼠平台 1cm）；备几瓶二氧化钛，倒入水箱内，搅动至水变白色基本看不到平台为宜。

开始新实验时首先打开计算机，进入操作软件，点击界面中的"新建项目"，设定项目名称、存储位置、实验动物数、最大搜索时间（在此时间内动物若无法上平台则实验自动结束）；点击"场景设定"定好测试范围；点击"确定平台"选定平台范围（比实际平台略大为宜）和有效区范围；点击"目标选取"，依据环境变化对目标的选取进行校正，选好后点击"清除屏幕"恢复到正常显示状态，点击"保存设置"按键；点击"系统定标"设置系统坐标参数,输入实验箱的直径,下次实验时如实验箱更换或更换摄像头则需重新定标,否则不用再次定标。

实验开始时系统默认"定位航行实验",用户可根据需要选取"自动录像"录制实验过程。实验人员在"动物编号"中选择本次实验的动物编号,然后放入动物点击"开始实验",当动物到达平台或测试时间结束时自动停止,也可点击"停止实验"手动停止;实验结束后可点击"数据模式"切换到实验结果显示窗口,此时可导出所有的实验数据(自动生成 excel 文件),点击"图像模式"返回实验;点击"退出"则退出系统并保存实验数据。

(二)抗疲劳实验

此类设备主要是通过强迫实验动物运动,检测药物对实验动物动作协调性及抗疲劳特性的影响。

1. 疲劳转棒仪 实验前设定好转速、运行时间及运转圈数,实验时将小鼠放于转棒上,用手在红外传感器前划过,转棒自动运转,直到预定时间自动停止或用手再次划过红外传感器手动停止。一次最多可同时测试 6 只小鼠,每个转棒均可运转。观察记录预定时间内小鼠在转棒上的运行时间。

2. 跑步机 设定好"定时时间"、"转速"、"大/小鼠"工作模式及刺激电流,将实验动物(大鼠或小鼠)放入跑步带,盖上玻璃盖后打开电源开关,观察记录预定时间内动物在跑步带上的活动时间(不含离开跑步带的时间)及其上架次数。除进行疲劳实验外,跑步机也可用于记忆回避实验。

(三)抗炎实验

足趾容积测量仪 以前抗炎实验采用大鼠足趾肿胀法时使用游标卡尺来测量足趾肿胀度,得到的结果很大程度上受到测量部位、测量时卡尺松紧度的影响,测量结果误差较大,使用容积法测量能尽量减少人为误差。

实验前将测量烧杯装满清水,置于工作面;选择"新建实验组"设置本组动物数;开始测量时会有"正在测量"提示,将待测鼠的足趾浸入测量烧杯清洁水中,当提示"按脚踏开关确认数据"时,即可按开关确认;测量完成后,按系统要求清零,再进行下一次测试,直到本组实验动物测量完成;实验完成后可返回选择"查看历史数据"来查看每组信息,包括编号、动物数、实验时间等,结果可在该页面下打印。

(四)神经电生理实验

该项实验可进行实验动物离体活神经细胞的离子通道蛋白、神经递质转运、细胞膜泵蛋白等生物电活动信号变化研究,可进行在体实验动物脑区的脑电活动变化研究,对特定模型动物进行药物干预、外部刺激等手段研究某神经疾病的病理机制和治疗情况。涉及了脑定位、模型制备、电极植入、脑电信号记录等多项技术。主要仪器设备有:脑立体定位仪及适配器、微操作仪、微拉制器、膜片钳放大器、体视显微镜、防震台、屏蔽笼、离体脑片恒温灌流装置、脑片切片机、视频同步跟踪系统等。

下 篇　常用机能学实验选编

第五章　神经－肌肉实验

实验1　坐骨神经－腓肠肌标本制备

【实验目的】

1. 掌握蛙类坐骨神经－腓肠肌标本制备方法。

2. 熟悉刺激、兴奋、兴奋性和可兴奋性组织的概念。

【实验原理】

蟾蜍等两栖类动物的某些基本生命活动和生理功能与温血动物相似，其离体组织的实验条件较简单且易于控制，在机能学实验中常用蛙或蟾蜍坐骨神经－腓肠肌标本观察神经、肌肉兴奋性、刺激与反应的关系及肌肉收缩等某些基本特性和活动规律。

【实验对象】

蟾蜍或蛙。

【实验材料】

任氏液、蛙板、玻璃板、粗剪刀、手术剪、镊子、金属探针、玻璃分针、蛙钉、滴管、培养皿、锌铜弓、烧杯。

【实验方法与步骤】

1. 破坏脑和脊髓

（1）取蟾蜍1只，用自来水冲洗干净。左手握住蟾蜍，用食指按其头部使之略向前屈，拇指按住其背部，其余三指则握住蟾蜍的四肢和腹部。

（2）右手持金属探针，由头部前端沿正中线向尾端触划，当触划到凹陷处，即枕骨大孔所在部位，将探针由此处垂直刺入枕骨大孔，然后折向前刺入颅腔并左右搅动，捣毁脑组织。再将探针抽回至进针处，再折向后刺入脊椎管，反复提插捣毁脊髓。如果蟾蛙下颌呼吸运动消失，四肢松软，表明脑和脊髓已完全破坏。否则，须按上法再行捣毁。

2. 去皮和制作下肢标本

（1）用粗剪刀在骶髂关节水平以上0.5～1cm处将脊柱横断，并沿脊柱两侧避开坐骨神经剪开腹壁，此时头、躯干上部及内脏全部下垂，剪除头、全部躯干及内脏组织，留下脊柱和后肢。

（2）用左手大拇指和食指捏住脊柱断端，注意不要碰到坐骨神经，右手捏住皮肤边缘，逐步向下牵拉剥离皮肤。将全部皮肤剥除后，将标本放于盛有任氏液的小烧杯中。随即洗净蛙板、剪刀和双手。

（3）用粗剪刀沿脊柱和骨盆的中线，将标本纵剖为两半，注意勿损伤坐骨神经。一半置于蛙板上，以制备标本；另一半置于盛有任氏液的玻璃平皿中备用。

3. 制备坐骨神经－腓肠肌标本

（1）将下肢的背面朝上，辨认蟾蜍大腿的三头肌、二头肌和半膜肌，以及小腿的腓肠肌。

（2）用玻璃分针和镊子仔细把股二头肌和半膜肌分开，便可看到一条粗大的神经，此即坐骨神经。用玻璃分针将神经挑起，剪去通往大腿肌肉的神经分支，顺着神经走行方向，转向腹腔面沿脊柱逐渐把神经主干全部分出，直到所连的椎骨为止。用粗剪刀剪除多余的肌肉和脊椎骨，仅留下与坐骨神经相连的一小块脊椎骨，用镊子夹住这块脊椎骨，轻轻提起坐骨神经，用手术剪剪去残余的分支，并将坐骨神经一直分离到膝关节附近。

（3）将分离的坐骨神经搭于腓肠肌上，然后分离腓肠肌的跟腱，用线结扎跟腱，在结扎处以下将跟腱剪断。持线提起腓肠肌，用粗剪刀剪去小腿骨和其上的肌肉，再将大腿肌肉剪去，只留长1～2cm的股骨，并将其上肌肉刮干净，以便在肌动器上固定此标本。随即将标本置于盛有洁净任氏液的培养皿中备用。

4. 检验标本 用锌铜弓的两端轻轻接触神经，若肌肉产生明显而快速地收缩，则表示此标本的机能状态良好。

【注意事项】

1. 避免蟾蜍毒液及其他污物等污染坐骨神经标本。
2. 不得用镊子等金属器械接触神经或用力拉扯神经。
3. 剪除神经分支时不得损伤其主干。
4. 移动制备好的标本时，应用镊子分别夹持脊椎骨片和股骨断端。
5. 制作过程中应经常用任氏液湿润标本，以防干燥，标本必须放在任氏液中浸泡数分钟后再开始实验。

【思考题】

为什么在制备坐骨神经－腓肠肌标本过程中要不断滴加任氏液？这与维持蛙类组织的兴奋性有何关系？

实验 2 生理及药理因素对骨骼肌收缩的影响

【实验目的】

1. 观察刺激强度和刺激频率对骨骼肌收缩的影响。
2. 观察一些理化因素对骨骼肌收缩的影响。

【实验原理】

活的组织具有兴奋性，能接受刺激产生兴奋，在肌肉组织表现为收缩，但刺激要引起兴奋，其刺激强度、持续时间和强度 – 时间变化率均须达到某一最小值，即为有效刺激。如果固定刺激持续时间和强度 – 时间变化率，就可观察到刺激强度对肌肉收缩的影响。本实验在离体的蟾蜍缝匠肌上给予一定频率和强度的刺激，通过改变刺激强度的大小，测量肌肉的阈刺激和最大刺激。缝匠肌所有肌纤维皆平行走向，因此该收缩的张力是各个肌纤维张力的代数和。

当给肌肉一串有效刺激时，可因刺激频率不同肌肉呈现不同的收缩形式。如果刺激频率很低，间隔大于单收缩的总时程，肌肉则出现一连串的单收缩。如果增大刺激频率，使刺激间隔小于单收缩的总时程而大于收缩期时程，肌肉则呈现锯齿状的收缩波形，称为不完全强直收缩。再增大刺激频率，使相继两个刺激的间隔时间小于单收缩的收缩期，肌肉将处于完全的持续的收缩状态，称为完全强直收缩。强直收缩的幅度大于单收缩的幅度，并且在一定范围内，当刺激强度和作用时间不变时，肌肉的收缩幅度随着刺激频率的增加而增大。肌肉收缩强度还受内在收缩性能的影响，多种理化因素，包括温度、pH 值、肾上腺素、细胞外液中钾离子浓度等可影响其内在收缩特性。

【实验对象】

蟾蜍。

【实验材料】

蛙类手术器械一套、蛙板、神经肌肉标本盒、机械 – 电换能器、BL – 420 生物机能实验系统、铁架台、培养皿、滴管、烧杯、玻璃分针、棉线、常温及 0℃ 任氏液、1.5mmol/L 咖啡因、3% 乳酸、0.01% 肾上腺素、含 5mmol/L、10mmol/L、30mmol/L、50mmol/L 钾（采用 K_2SO_4）的任氏液。

【实验方法与步骤】

1. 制备缝匠肌标本 捣毁蟾蜍脑、脊髓后，于双侧腋下水平环形剪开皮肤，剥除蟾蜍外表皮，在髂前上棘以上约 1cm 处用粗剪刀剪去上半身及内脏，然后将下肢腹侧向上固定于蛙板上。此时可见一狭长肌肉起于耻骨，止于胫骨上端内侧，为缝匠肌。在胫骨内端用线结扎缝匠肌肌腱并将其剪断，左手执线拉起胫骨端，右手用眼科剪沿缝匠肌膜内外侧缘剪去肌膜，分离至近耻骨端，再结扎耻骨端，将缝匠肌连同一小块耻骨剪下，浸入任氏液备用。

2. 连接实验装置 神经肌肉标本盒中有五根电极，其中单独未与其他电极以导线相连的一对为刺激电极，接 BL – 420 生物机能实验系统的刺激输出端，另一侧为一对记录电极，与肌肉放电引导电极相连，中间电极接地，电极顺序为正负负正。将缝匠肌标本分离面朝下置于五根电极上，耻骨端位于刺激端，胫骨端结扎线绕过滑轮与机械－电换能器相连，耻骨端结扎线固定于标本盒的小柱上。启动 BL－420 生物机能实验系统，预热 15 分钟。

【观察项目】

1. 刺激强度对收缩的影响　依次选定：输入信号－1 通道－张力；设刺激器：程控，起始刺激强度 0.1V，增量 0.1V，间隔 1 秒。系统自动以每秒 0.1V 递增的幅度给出刺激，直到出现肌肉收缩曲线。此时的刺激强度即为阈强度。随后随刺激强度的增大，收缩曲线亦增大，当收缩增到最大时（不再随刺激强度而增大），该刺激强度即为最大刺激强度。记录阈刺激及最大刺激强度。

2. 刺激频率对收缩的影响　重新设定刺激器，选择：串刺激，串长 5，波宽 5ms，波间隔 400ms，刺激强度为最大刺激强度。按刺激器开关，将看到 5 个单收缩，手动逐渐减小间隔直至 0ms，观察收缩曲线的变化。

3. 一些理化因素对收缩的影响　设定刺激器：连续刺激，波宽 5ms，刺激强度选用最大刺激。

（1）低温与咖啡因的影响：先记录一段正常收缩波，再向肌肉滴加 0℃任氏液（缓慢，避免对肌肉造成水流冲击等机械刺激），观察收缩的变化；约 1 分钟后，常温任氏液冲洗，使之恢复正常。然后滴加 1.5mmol/L 的咖啡因，观察收缩情况；任氏液冲洗；然后先滴加 0℃任氏液，观察波形变化，并以此作为对照，观察再次加入咖啡因后收缩的变化。综合比较低温、咖啡因单独作用和两者协同作用下骨骼肌收缩的变化。

（2）H^+ 对收缩的影响：记录一段正常收缩波，再滴加 3% 乳酸观察波形变化。

（3）肾上腺素对收缩的影响：记录一段正常的收缩波，再滴加 0.01% 肾上腺素，观察波形变化。

（4）K^+ 对收缩的影响：滴加普通任氏液（K_2SO_4 2.5mmol/L），记录一段正常的收缩曲线，分别滴加含 5mmol/L、10mmol/L、30mmol/L、50mmol/L 钾离子浓度的任氏液，观察波形变化（注意：每滴加一次试剂，只要收缩波一出现变化便迅速用普通任氏液洗涤，待波形恢复正常后再做下一步）。

【注意事项】

1. 分离缝匠肌标本时，须将其与邻近的长收肌和内收肌辨别清楚。

2. 实验中经常给肌肉滴加任氏液，防止其干燥而影响生理活性。

3. 肌肉标本要耻骨端置于刺激端，分离面朝下与电极充分接触。

4. 棉线张力要适中，绕过滑轮及与换能器相连处均要垂直。

【思考题】

1. 为什么复合收缩的幅度大于单收缩的幅度？

2. 为什么在观察刺激频率对收缩的影响时宜采用最大刺激强度？

3. 假设选用"连续高频刺激"（Hz），肌肉收缩会出现怎样的变化？

4. 剧烈运动后为何会感到肌肉收缩无力？

实验 3   神经干动作电位、传导速度及不应期的测定

【实验目的】

1. 学习生物电活动的细胞外记录法。

2. 观察坐骨神经干动作电位的双相和单相的基本波形，理解其产生的原因，并观察改变实验条件对神经动作电位的影响。

3. 观察动作电位的传导速度，了解神经组织在一次兴奋后兴奋性的变化规律。

【实验原理】

神经组织属于可兴奋组织，当受到有效刺激时，膜电位在静息电位的基础上将发生一系列快速、可逆、可扩布的电位变化，即动作电位。动作电位可沿神经纤维传导，是神经兴奋的客观标志。在神经细胞外表面，已兴奋的部位带负电，未兴奋部位带正电。如果将两个引导电极分别置于神经干的表面，当神经干一端受刺激兴奋时，兴奋向另一端传导并依次通过两个记录电极，在显示器上可记录到两个方向相反的电位偏转波形，此波形称为双相动作电位。若在两个引导电极之间夹伤神经使其失去传导兴奋的能力，神经兴奋不能通过损伤部位，致使其中一个电极成为电位恒定的参考电极，这时只能记录到一个方向的电位偏转波形，称为单相动作电位。

此外，由于坐骨神经干由许多神经纤维组成，其产生的动作电位是许多神经纤维动作电位的代数叠加，故上述电位又称为复合动作电位。由于不同神经纤维的兴奋性不同，在一定范围内，复合动作电位的幅度可随刺激强度的增加而增大。

神经纤维一端受到刺激而兴奋后，其动作电位可沿细胞膜传导至另一端，其传导的速度取决于神经纤维的粗细、温度、有无髓鞘等因素。测定神经纤维上动作电位传导的距离（S）与通过这段距离所用的时间（t），即可根据 $V = S/t$ 求出动作电位的传导速度。

可兴奋组织在接受一次刺激而发生兴奋的过程中，其兴奋性将会发生规律性的变化，依次经历绝对不应期、相对不应期、超常期和低常期，然后再恢复正常。

【实验对象】

蛙或蟾蜍。

【实验材料】

蛙类手术器械一套、神经标本屏蔽盒、电子刺激器、计算机生物信号采集处理系统或示波器、引导电极和记录电极、任氏液、棉线、吸管、培养皿；1~3mmol/L 的氯化钾溶液。

【实验方法与步骤】

1. 预实验：目的是检查整个实验系统的工作状态。将神经标本屏蔽盒的所有电极用任氏液棉球擦拭，然后将一浸湿任氏液的棉线置于刺激电极、接地电极和记录电极上。调节刺激强度，由 0 逐渐增大，观察显示器上是否有像正弦波那样的 50Hz 交流电干扰。如有干扰，应检查各仪器的接地情况，以排除干扰。当显示器的扫描线上只有刺激伪迹和基本平滑的横线时，表示无交流电干扰，停止刺激，取下棉线。

2. 制备坐骨神经 – 腓神经标本：制备过程与坐骨神经 – 腓肠肌标本的制作过程相

似，游离并取下坐骨神经和与之相连的腓神经。在分离神经时用玻璃分针沿神经走向撕开周围结缔组织，用眼科剪剪断与主干相连的神经分支，神经标本尽可能长些。标本制成后，浸于任氏液中数分钟，使其兴奋性稳定后即可开始实验。

3. 将神经标本用玻璃分针轻轻搭在神经标本屏蔽盒内的电极上，坐骨神经粗的一端置于刺激电极上，细的一端置于记录电极上。盒的底部放一浸湿任氏液的滤纸，以保持盒内的湿度，防止神经干燥。盖好屏蔽盒的盖子，以减少电磁干扰。

4. 打开计算机启动生物信号采集处理系统，点击菜单"实验/实验项目"，按计算机提示逐步进入"神经干动作电位的引导"实验模块。根据信号窗口中显示的动作电位波形，再适当调节实验参数以获得最佳实验效果。

【观察项目】

1. 观察复合动作电位

（1）双相动作电位：给予标本单刺激，刺激强度从最小开始，逐渐增加刺激强度，找出刚能引起微小的双相动作电位波形的刺激强度，即阈强度。继续增加刺激强度，观察动作电位幅度在一定范围内随刺激强度增加而增大的变化情况，找出最大刺激强度。

（2）单相动作电位：在两记录电极之间滴氯化钾溶液，观察动作电位的变化，可见双相动作电位只剩下向上的第一相，而向下的第二相则消失，此即单相动作电位。观察到变化后，用任氏液洗掉氯化钾溶液，直至动作电位恢复。在两个记录电极之间用眼科镊夹伤神经，同样也可得到单相动作电位。

2. 动作电位传导速度的测定 调节两对记录电极的位置使其尽量分开，给予神经一定强度的刺激，显示器上分别记录到前后两个动作电位曲线，移动生物信号采集处理系统的测量光标，计算出两个动作电位起点的间隔时间，即动作电位先后到达两对记录电极的时间差（t），再人工准确地测量出两对记录电极之间的距离（S），计算出传导速度（V = S/t），单位为 m/s。

3. 测定神经兴奋不应期 实验采用双脉冲刺激进行，先用单个脉冲刺激找出最大刺激强度值，然后用此刺激强度的双脉冲刺激神经，引导出两个单相动作电位。调节两个刺激之间的时间间隔，当间隔时间较大时，可先后出现两个幅值相等的动作电位。随着间隔时间的逐步缩短，第二个动作电位逐渐向第一个动作电位靠拢，当第二个动作电位的幅值开始减小时，此两个脉冲刺激之间的间隔时间即为"不应期"。继续缩短间隔时间，第二个动作电位的幅值越来越小，直至消失，而第一个动作电位的幅值始终不变。第二个动作电位刚消失时两个脉冲刺激之间的间隔时间即为"绝对不应期"近似值，"不应期"减去"绝对不应期"就是"相对不应期"；若当第二个动作电位消失后，加大刺激强度，若动作电位仍不出现，此时双脉冲的间隔时间才是"绝对不应期"的确切值。

【注意事项】

1. 在神经干标本制作过程中，保持标本湿润，切勿损伤神经干。

2. 神经标本屏蔽盒内要保持一定的湿度，但电极间不要短路。

【思考题】

1. 采用细胞外记录法所记录的神经干动作电位的原理是什么?

2. 在引导神经干双相动作电位时,为什么动作电位的第一相的幅值比第二相的幅值大?

3. 在实验中,神经干复合动作电位的幅值可在一定范围内随刺激强度的增加而增大,这与"全或无"定律矛盾吗?

4. 本实验所测得的传导速度能否代表该神经干中所有纤维的传导速度?为什么?

实验 4　筒箭毒碱和琥珀酰胆碱对蛙腹直肌作用的比较

【实验目的】

利用蛙(或蟾蜍)的腹直肌,观察非去极化型和去极化型两类肌松药作用的不同。

【实验原理】

蛙(或蟾蜍)等两栖动物的基本生命活动和生理功能与温血动物相似,其离体组织的实验条件较简单且易于控制。本实验通过观察两类肌松药对蛙腹直肌舒缩功能及对乙酰胆碱作用是否有对抗,比较去极化型肌松药和非去极化型肌松药作用的区别。

【实验对象】

蛙(或蟾蜍)。

【实验材料】

蛙板、探针、粗剪刀、手术剪、眼科镊、平滑肌槽、BL－420 生物信号采集系统、铁架台、双凹夹、烧杯(100ml、500ml)、量筒(100ml)、缝针、线;任氏液、10^{-2}M 氯化乙酰胆碱溶液、2×10^{-4}M 氯化筒箭毒碱溶液、10^{-2}M 氯化琥珀酰胆碱溶液。

【实验方法与步骤】

1. 手术　取蛙(或蟾蜍)1 只,用探针破坏脑和脊髓,仰位固定于蛙板上。剪开腹部皮肤,暴露腹直肌,在腹正中线自耻骨端至剑突将两条腹直肌分开,并与两侧腹斜肌分离。在每条腹直肌的两端各以线结扎,剪断后取下,浸于任氏液中待用。

2. 连接实验装置　将腹直肌的一端系在 L 形通气管的小弯钩上,将通气管连同腹直肌放入盛有 30ml 任氏液的平滑肌槽的浴槽中,腹直肌另一端的系线连接张力换能器,连通电脑。调节好线的紧张度,向浴槽内徐徐通入空气泡。待肌肉经过 10 分钟左右的适应后,记录正常收缩曲线,再依次用 1ml 注射器向浴槽内注入以下药物:

(1) 10^{-2}M 氯化乙酰胆碱溶液 0.2ml,作用明显后,换任氏液二次,腹直肌松弛后再给下一个药。

(2) 10^{-2}M 氯化琥珀酰胆碱溶液 0.2ml,作用明显后,换任氏液二次,腹直肌松弛后再给下一个药。

(3) 2×10^{-4}M 氯化筒箭毒碱溶液 0.2ml,观察有无作用,3 分钟后再加入 10^{-2}M 氯化乙酰胆碱溶液 0.2ml,观察其作用并与(1)作比较。3 分钟后换任氏液二次,待腹直肌松弛后再给下一个药。

(4) 10^{-2}M 氯化乙酰胆碱溶液 0.2ml,作用明显后加入 2×10^{-4}氯化筒箭毒碱溶液

0.2ml，观察对氯化乙酰胆碱作用的影响。3分钟后换任氏液二次，再给下一个药。

（5）10^{-2}M 氯化琥珀酰胆碱溶液 0.2ml，作用明显后加入 2×10^{-4}M 氯化筒箭毒碱溶液 0.2ml。

【观察项目】

整个实验过程中蛙腹直肌的收缩、舒张情况，绘图。

【注意事项】

1. 实验中的给药量系按浴槽中放有 30ml 任氏液计算，如任氏液容量变动，则加入的药量需相应调整。另外，不同的腹直肌标本对药物的敏感性也有差异，因此给药量可根据腹直肌反应的实际情况适当增减。

2. 蛙的腹直肌收缩缓慢，记录时电脑的描记速度应尽量放慢。

【思考题】

分析实验结果，并简述氯化筒箭毒碱和氯化琥珀酰胆碱作用机理及临床应用时应注意的问题。

实验 5　八正散对家兔输尿管动作电位的影响

【实验目的】

观察八正散对家兔输尿管动作电位的影响。

【实验原理】

输尿管的动作电位频率和幅度，可反映输尿管蠕动的情况。输尿管通过蠕动将尿液向下推移，蠕动增加即可促进尿液或结石向下推行。以利水渗湿药为主的方剂八正散有通利水道、排除结石的功效，即能促进输尿管蠕动，有利于结石的排除。

【实验对象】

家兔。

【实验材料】

多导生理记录仪（或生物电前置放大器连阴极示波器）、兔解剖台、细银丝电极（外套以软塑料管）、剪毛刀、手术剪、血管钳、注射器、5 号针头、纱布、棉花、台秤；八正散水煎醇沉液 1g/ml（萹蓄、瞿麦、车前子、木桶、滑石、山栀子、生大黄、甘草各 5g，共煎成 40ml 溶液），生理盐水，戊巴比妥钠溶液（30mg/ml）。

【实验方法与步骤】

取 2~3kg 家兔 1 只，禁食不禁水 8~12 小时，用戊巴比妥钠麻醉后，仰位固定于兔解剖台上。左侧下腹部剪毛后，纵行切开皮肤 5~6cm。钝性分离腹壁肌肉，剪开腹膜。用手指轻轻将肠推向右侧，于左腹后壁可找到下行的输尿管。用小血管钳分离出输尿管。以两根银丝电极，相距 0.5cm，穿过输尿管表面浆膜层约 3mm 后翻转电极，这样两根银丝电极便被固定于输尿管并与其他组织绝缘。两根银丝电极的另一端分别连于多导生理记录仪前置放大器输入端。另在家兔后肢插一针形电极，连于多导生理记录仪的输入地线。调节多导生理记录仪放大参数：时间常数 0.02 秒，滤波 100Hz，灵敏度

10mm/mV。

　　用 5 号针头从耳缘静脉先后推注生理盐水 2ml/kg 和八正散 2ml/kg。每给一种药物，均记录给药前及给药后不同时间动作电位变化。

【实验结果】

　　八正散能增加输尿管动作电位频率。

【注意事项】

　　1. 实验动物应保温，药物应加温至 38℃ 注射。

　　2. 输尿管动作电位可同步输入阴极示波器和多导生理记录仪观察。为防止基线不稳定和干扰，实验仪器应接好地线。

　　3. 银丝电极穿过输尿管时勿穿过肌层或穿通输尿管管腔，以免引起漏尿。

　　4. 可以观察给药前及给药后不同时间输尿管动作电位的频率和幅度，进行自身前后比较，或与生理盐水对照组比较。

　　5. 右侧输尿管插入塑料管引导尿液，记录尿液滴数，可观察药物对尿量的影响。

　　6. 本方法只能反映输尿管动作电位的幅度和频率，以观察药物对蠕动的影响，不能观察对输尿管管腔是否有扩大作用。

【思考题】

　　1. 八正散对家兔输尿管有何影响？

　　2. 八正散利尿通淋的机理如何？

第六章　血液系统实验

实验 1　出血和凝血时间测定

【实验目的】

学习出血时间、凝血时间的测定方法。

【实验原理】

出血时间（bleeding time）是指从小血管破损出血起至自行停止出血所需的时间，实际是测量微小血管口封闭所需时间。出血时间的长短与小血管的收缩，血小板的黏附、聚集、释放以及收缩等功能有关。出血时间测定，可检查生理止血过程是否正常及血小板的数量和功能状态。凝血时间（clotting time）是指血液流出血管到出现纤维蛋白细丝所需的时间，测定凝血时间主要反映有无凝血因子缺乏或减少。

【实验对象】

人。

【实验材料】

采血针、75% 酒精棉球、干棉球、秒表、滤纸条、玻片等。

【实验方法与步骤】

1. 出血时间的测定　以 75% 酒精棉球消毒耳垂或末节指端后，用消毒后的采血针快速刺入皮肤 2～3mm，让血自然流出。立即记下时间，每隔 30 秒用滤纸条轻触血液，吸去流出的血液，使滤纸上的血点依次排列，直到无血液流出为止，记下开始出血至停止出血的时间，或以滤纸条上血点数除以 2 即为出血时间。正常人为 1～4 分钟。

2. 凝血时间的测定　操作同上，刺破耳垂或指端后，用玻片接下自然流出的第一滴血，立即记下时间，然后每隔 30 秒用针尖挑血一次，直至挑起细纤维血丝为止。从开始流血到挑起细纤维血丝的时间即为凝血时间。正常人为 2～8 分钟。

【注意事项】

1. 采血针应锐利，让血自然流出，不可挤压。刺入深度要适宜，如果过深，组织受损过重，反而会使凝血时间缩短。

2. 针尖挑血，应朝向一个方向横穿直挑，勿多方向挑动和挑动次数过多、动作过大，以免破坏纤维蛋白网状结构，造成不凝血假象。

实验 2　ABO 血型鉴定

【实验目的】

学会用标准血清鉴定 ABO 血型的方法；观察红细胞凝集现象；加深理解血型分型的依据及血型鉴定在输血中的意义。

【实验原理】

血型就是红细胞上特异抗原的类型。在 ABO 血型系统，根据红细胞膜上是否含有 A、B 抗原而分为 A、B、AB、O 型。红细胞凝集反应是指红细胞表面凝集原（抗原，如 A 抗原）与相对应的血清中凝集素（抗体，如抗 A）相遇，将会发生抗原 – 抗体免疫反应，从而导致红细胞彼此粘连在一起（不能再分开）的现象。

血型鉴定是将受试者的红细胞加入标准抗 A 和抗 B 血清中，观察有无凝集现象，从而测知受试者红细胞上有无 A 或/和 B 抗原。

【实验对象】

人。

【实验材料】

刺血针、人类标准抗 A 和抗 B 型定型试剂、玻片、消毒镊子、消毒牙签、消毒干棉球、75% 酒精棉球。

【实验方法与步骤】

1. 取一载玻片，用红蜡笔在玻片上一分为二画好记号，标记 A 端和 B 端。

2. 分别将标准抗 A 试剂与抗 B 试剂滴于 A 端和 B 端。

3. 75% 酒精棉球消毒左手无名指端，消毒采血针刺破皮肤，挤一滴血。用消毒牙签采血，分别与玻片两端的标准试剂混合、搅匀。

4. 静置 10 分钟后，观察是否发生凝集反应。

【注意事项】

1. 所用牙签只能进入血清一次，防止两侧抗体相混合。

2. 采血针应严格消毒，专人专用。

3. 红细胞悬液及标准血清须新鲜，因污染后可产生假凝集。

实验 3　溶血性试验

【实验目的】

通过本实验，认识溶血现象并掌握注射剂溶血试验的基本操作。

【实验原理】

皂苷可与胆甾醇结合生成不溶性分子复合物，破坏血红细胞的渗透性而产生溶血。而溶血性试验是注射剂安全性评价的内容之一，本实验选用远志皂苷来观察其溶血作用，旨在掌握溶血试验的方法。

【实验对象】

家兔。

【实验材料】

蒸馏水、烧杯、竹签（去纤维蛋白用）、试管、试管架、滴管、吸管、离心机、恒温水浴、注射器、针头；5% 远志煎剂、生理盐水。

【实验方法与步骤】

1. 家兔心脏取血 10～20ml 于烧杯中，竹签搅动去纤维蛋白后分装于刻度离心管中。

2. 加入等量生理盐水，2000 转/分离心 5 分钟，吸去上清液后再加等量生理盐水离心，反复多次，至离心后上清液为无色澄明为止。

3. 按红细胞体积加入适量生理盐水使之成为 2% 红细胞悬液。取编号试管 7 支于试管架上，按下表顺序操作，各试管 37℃ 水浴 60 分钟。

溶血试验操作程序表

	试管编号						
	1	2	3	4	5	6	7
5% 远志液（ml）	0.1	0.2	0.3	0.4	0.5		
生理盐水（ml）	2.4	2.3	2.2	2.1		2.5	
蒸馏水（ml）							2.5
2% 红细胞悬液（ml）	2.5	2.5	2.5	2.5	2.5	2.5	2.5

【观察项目】

各试管中的溶血情况：

全溶血：溶液澄明，红色，管底无红细胞残留。

部分溶血：溶液澄明，红色或棕色，底部尚有少量红细胞残留。镜检红细胞稀少或变形。

不溶血：红细胞全部下沉，上层液体无色澄明。镜检红细胞不凝集。

凝集：虽不溶血，但出现红细胞凝集，经振摇后不能分散或出现药物性沉淀。

一般认为凡 1 小时后第 3 号以及第 3 号以前各试管出现溶血、部分溶血凝集反应的制剂均不宜供静脉注射用。

【注意事项】

实验报告注意写清楚供试品的名称、含量、理化性状、生产单位及批号，保温后各号试管的结果以及实验结论。

【思考题】

什么叫溶血现象？与药物有关的哪些因素可以引起溶血现象？

实验 4　针刺"足三里"穴对家兔白细胞总数的影响

【实验目的】

1. 观察针刺"足三里"穴对机体防卫免疫机能的影响。

2. 观察针刺效应与时间之间的关系。

【实验原理】

针灸效应存在时效关系，即针灸的发生发展需要经过一定的时间。针或灸后，经过一定的滞伏期，针灸效应便开始上升，到一定高度后缓慢下降。

【实验对象】

家兔。

【实验材料】

显微镜 1 台、兔手术台 1 个、手术灯 1 个、血球记数板 1 块、盖玻片 1 块、血红蛋白吸管 1 支、0.5ml 吸管 1 支、计数器 1 个、小试管 6 支、试管架 1 个、注射针头 1 个、针灸针 2 根、白细胞稀释液、蒸馏水、纯乙醇、乙醚、干棉球、纱布、酒精棉球若干、彩色笔 1 支、滴管 1 支、吸球 1 个。

【实验方法与步骤】

1. 采血：将家兔固定于手术台上，用手术灯照兔耳片刻，使局部血管充盈，用酒精棉球消毒兔耳采血部位，待干后用针头刺破兔耳缘静脉，然后用干棉球擦去第一滴血，用血红蛋白吸管吸血至刻度 20 处，立即将血液放入 1 号试管，并小心吸入少量的稀释液，冲一下附在吸管壁上的血液，轻轻摇动试管，使血液与稀释液充分混合，吸管立即用清水冲洗干净，然后依次用蒸馏水、纯乙醇、乙醚冲洗备用。

2. 计数：将稀释好的血液试管摇匀，用滴管吸取少量血液稀释液滴入血球计数板的模槽中，血液会自动流入计数室，显微镜头选用目镜 10×，物镜 10×，找到计数室白细胞计数格后开始计数，计数时选两个对角，每个角 4×4＝16 格，用计数器按次序数各格中的白细胞，压线的白细胞计上不计下，计左不计右，计算公式为两个对角白细胞数×100＝白细胞总数/mm³，看计数板，先找到一个有密格的十字架，然后可看到上下左右的格子。

3. 针刺：针刺双侧"足三里"穴，用平补平泻手法，行针 10 分钟后出针。

4. 于出针后即刻、20 分钟、40 分钟、80 分钟、100 分钟，分别从兔耳缘静脉采血，分别放置 2、3、4、5、6 号试管中，按前后采血的顺序操作，并分别计数。将针前、针后结果绘成时间效应曲线，写出实验报告。

【注意事项】

1. 每次取血前均需用手术灯照兔耳采血部位片刻，使局部血管充血以方便采血。采血时先用酒精棉球消毒兔耳局部，待酒精干后再采血。采血时开始尽量在远端，最好在原部位重复采血。用酒精棉球将刚凝的血反复抹开，再用灯照射后，用针头轻轻挑开原部位即会出血，取血时吸管口应全部接触血珠才会无气泡，但又不能碰到皮肤。

2. 本实验取血次数多，取血时间应严格按时间进行，取血要迅速，免得血液凝固，取血量要准，以免影响结果，血样的试管号不能混淆。

3. 在滴稀释血液入计数板的模槽时，滴入的大小应恰好铺满计数模槽的底面，切忌滴过多，也不可产生气泡。

【思考题】

1. 针灸作用的时间效应关系有何规律，家兔白细胞总数影响的时效关系有何特殊性？

2. 从针刺对家兔白细胞总数的影响，谈谈针灸对机体免疫机能的作用。

实验 5　针刺"足三里"穴对家兔巨噬细胞吞噬功能的影响

【实验目的】

观察针刺"足三里"穴对家兔巨噬细胞吞噬功能的影响。掌握实验方法。

【实验原理】

针刺某些穴位能治疗炎症性疾病，表明针刺具有抗炎作用，而巨噬细胞吞噬功能增强是抗炎免疫的重要机制之一。本实验通过静脉注入一定量的刚果红（染料），根据血浆中刚果红含量的变化（比色），观察针刺对巨噬细胞吞噬功能的影响。

【实验对象】

2～2.5kg 健康成年家兔 2 只，雌雄均可。

【实验材料】

721 分光光度计、离心机、手术灯、G6805 电针仪、40mm 毫针 2 根、试管架 1 个、小试管 6 支、离心管 6 支、动脉夹 1 个、注射器 2 支（5ml、1ml）、移液管（2ml）1支、吸球 1 个、吸管 1 支；2% 刚果红溶液、3.8% 枸橼酸钠溶液、20% 乌拉坦、肝素（300 单位/毫升）、酒精棉球、干棉球若干。

【实验方法与步骤】

1. 家兔称重麻醉后，固定于手术台上，耳部剪毛，耳缘静脉注入肝素（1ml/kg），分离颈动脉，插管，以备采血。

2. 各试管编号 1～6，离心管与试管对应编号以免差错，在每个离心管中放入 3.8% 枸橼酸钠溶液 2ml。

3. 采血：松开动脉夹，小烧杯接血（几组共用），用 1ml 注射器吸入血液 0.5ml，迅速将血液注入"1"号离心管中摇匀，准备离心，采血注射器立即用水冲洗干净，并用 3.8% 枸橼酸钠溶液冲洗后备用。

4. 兔耳缘静脉注射 2% 刚果红溶液（1ml/kg），5 分钟后依上法取血 0.5ml，注入"2"号离心管，摇匀。

5. 电针"足三里"穴 5 分钟，疏密波，强度以下肢微颤为度。

6. 针后 20 分钟、40 分钟、60 分钟、80 分钟分别采血注入 3、4、5、6 号离心管。

7. 离心：将离心管样本轻轻摇匀，对称放置，转速 2000 转/分，离心 5 分钟，离心后用吸管小心吸取上清液，放置在对应编号的小试管内。

8. 比色：将 721 分光光度计预热 10 分钟使仪器稳定，滤光为波长 500nm 红光，将各试管的上清液分别倒入比色皿中，1 号试管的血样作为对照管，调零，透光率为 100%；然后分别测其余各管的光密度（光密度与透光率呈反比），每次测量须重复 3 次，待测得的数据稳定为止，然后记录数据。

9. 实验报告要求：将光密度或透光率与时间的关系制成表格和画出时间效应曲线（以光密度为纵坐标，时间为横坐标），以了解其相互关系，写出实验报告。

【注意事项】

1. 采血

（1）采血量要准，注意勿使气泡太多。

（2）采血注射器在每次采血前需用 3.8% 枸橼酸钠冲洗，采血后立即用水冲洗，以防止血液凝固。

2. 离心：离心管一定要放对称；血样取出时不能摇动，要尽量吸取全部上清液。

3. 比色：各组血样标本集中一次性比色。不要用手接触比色皿的透光面。

【思考题】

1. 针刺"足三里"对家兔巨噬细胞吞噬机能的影响如何？

2. 针刺抗炎的主要作用机理是什么？

第七章　循环系统实验

实验 1　人体心音听诊

【实验目的】

学习心音听诊方法，了解正常心音特点及其产生原理，为临床听诊心音奠定基础。

【实验原理】

心音是瓣膜关闭及心肌收缩引起的振动所产生的声音。将听诊器置于受试者心前区的胸壁上，直接听取心音。在每一个心动周期中一般都可听到两个心音，即第一心音和第二心音。

【实验对象】

人。

【实验材料】

听诊器。

【实验方法与步骤】

1. 确定听诊部位

（1）受试者解开上衣，面向亮处静坐。检查者坐在对面。

（2）确定心前区心音听诊区各个部位：

二尖瓣听诊区：左锁骨中线第五肋间稍内侧部（心尖部）。

肺动脉瓣听诊区：胸骨左缘第二肋间。

主动脉瓣听诊区：胸骨右缘第二肋间。胸骨左缘第三、四肋间为主动脉瓣第二听诊区（又称第五点），主动脉瓣关闭不全时，此处可听到杂音。

三尖瓣听诊区：胸骨左缘第四肋间或剑突下。

2. 听心音

（1）检查者戴好听诊器，以右手的拇指、食指和中指轻持听诊器胸器，置于受试者胸壁上（不要过紧或过松）。按二尖瓣、主动脉瓣、肺动脉瓣及三尖瓣听诊区顺序进行听诊。在胸壁任何部位均可听到两个心音。

（2）区分两个心音：听取心音同时，可用手触诊心尖搏动或颈动脉搏动，与此搏动同时出现的心音即为第一心音。此外，再根据心音性质（音调高低、持续时间、间隔时间），仔细区分第一心音与第二心音，才能确定出收缩期和舒张期。

（3）比较不同部位上两心音的声音强弱。

【注意事项】

1. 室内必须保持安静。如果呼吸音影响听诊时，可嘱受试者暂停呼吸。

2. 听诊器的耳器方向应与外耳道一致（向前）。胶管勿与他物摩擦，以免发生杂音，影响听诊。

【思考题】

1. 描述所听到的心音及不同听诊区两心音有何不同。

2. 根据听取心音的特点，说明两心音分别标志心脏活动的哪个时期。

实验 2　人体动脉血压的测定

【实验目的】

学习间接测定人体动脉血压的原理与方法，并测定人体肱动脉的收缩压和舒张压的值。

【实验原理】

使用血压计的袖带在动脉外施加压力，根据血管音的变化来测量血压，这种方法称 Korotkoff 听诊法。通常血液在血管内流动时没有声音，如果血流经过狭窄处形成涡流，则发出声音。当缠于上臂的袖带内的压力超过收缩压时，完全阻断了肱动脉内的血流，此时听不到声音也触不到肱动脉脉搏。当袖带内压力比肱动脉的收缩压稍低的瞬间，血液只能在收缩压时，才能通过被压而变窄的肱动脉，形成涡流撞击血管壁，发出声音，可在肱动脉远端听到声音，也可触到桡动脉脉搏，此时袖带内的压力在血压表上的读数即为收缩压。当袖带内压力愈接近舒张压时，通过的血量愈多，并且血流持续时间愈长，听到的声音越来越强而清晰。当袖带内压力降至等于或稍低于舒张压瞬间，血管内血流便由断续变为连续，声音突然由强变弱或消失，脉搏随之恢复正常，此时袖带内压力在血压表水银柱高度所对应的数值即为舒张压。

【实验对象】

人。

【实验材料】

血压计、听诊器。

【实验方法与步骤】

1. 熟悉血压计的结构：血压计由检压计、袖带和气囊三部分组成。

2. 测量动脉血压的方法

（1）让受试者脱去一臂衣袖（常取右上臂），测量血压前，静坐桌旁 5 分钟以上。

（2）打开水银槽开关，松开血压计的橡皮球螺丝帽，驱出袖带内的残留气体后将螺丝帽旋紧。

（3）让受试者前臂平放于桌上，手掌向上，使上臂中心部与心脏位置同高，将袖带缠在该上臂，袖带下缘至少位于肘关节上2cm，袖带松紧适宜。

（4）将听诊器两耳器塞入外耳道，使耳器的弯曲方向与外耳道一致。

（5）在肘窝内侧先用手触及肱动脉脉搏所在部位，将听诊器放置其上。

【观察项目】

1. 测量收缩压 挤压橡皮球将空气打入袖带内，使血压表上水银柱逐渐上升到听诊器听不到肱动脉搏动声为止，一般打气至180mmHg左右。随即松开气球螺丝帽，徐徐放气。其速度以每秒下降2~5mmHg为宜。在水银柱缓缓下降的同时仔细听诊，听到第一声动脉搏动声时，此时血压表上所示水银柱的高度即代表收缩压。

2. 测量舒张压 使袖带继续缓缓放气，这时声音有一系列的变化，先由低而高，而后由高突然变低，最后则完全消失。在声音由强突然变弱这一瞬间，血压表上所示水银柱的高度即代表舒张压；也可以声音突然消失时血压计所示水银柱的高度代表之。如以后者为舒张压值时，需另加5mmHg为妥。

血压记录常以收缩压/舒张压 mmHg 表示，例如收缩压为110mmHg，舒张压为70mmHg时，记为110/70mmHg，如果用kPa表示，其换算关系为：100mmHg＝13.33kPa。

【注意事项】

1. 室内必须保持安静，以利听诊，受试者尽量安静放松。

2. 手臂、血压计必须与心脏水平等高。

3. 袖带缠缚松紧适宜，听诊器的胸件不要塞在袖带里。

4. 血压计用毕，应将袖带内气体驱尽、卷好、放置盒内，以防玻璃管折断。

【思考题】

1. 正常男、女成人的血压值是多少？同一受试者左右臂血压有无差别？数值是多少？

2. 根据你的操作，你认为哪些因素可影响血压的测定？

实验3 生理和药理因素对家兔动脉血压的影响

【实验目的】

1. 学习动脉血压的直接测量方法。

2. 观察各种神经、体液因素对动脉血压的影响，加深对心血管活动的神经、体液调节机制的理解。

3. 观察几种药物对动脉血压的影响，分析各药可能的作用机制和药物之间的相互作用。

【实验原理】

血压是血管内流动的血液对单位面积血管壁的侧压力，正常血压的维持有3个基本的条件：①正常的心脏泵血功能。②血管壁具有一定的张力（外周阻力和大血管的弹性）。③足够的循环血容量。动脉血压是反映心脏和血管功能的综合指标。心血管活动受神经、体液等因素的调节。心血管活动的神经调节是指神经系统通过各种心血管反射直接支配心肌和血管平滑肌活动。心血管活动的体液调节是指血液和组织液中的一些化学物质对心肌和血管平滑肌活动的调节。有些体液因素是神经调节的一部分。神经、体液因素通过作用于心脏和/或血管而影响心血管活动和血压。

【实验对象】

家兔，体重 2～3kg。

【实验材料】

兔手术台、手术灯、铁支架、双凹夹、哺乳类动物手术器械、纱布、棉线、注射器（1ml、5ml、20ml）、动脉插管、动脉夹、气管插管、保护电极、血压换能器、BL－420生物信号采集与处理系统；25%氨基甲酸乙酯溶液（或 3%戊巴比妥钠）、肝素（250U/ml）、0.01%去甲肾上腺素、0.01%肾上腺素、0.001%乙酰胆碱，1%甲磺酸酚妥拉明溶液。

【实验方法与步骤】

1. 实验仪器准备　打开 BL－420 生物信号采集与处理系统，将血压换能器的输出线插入到生物信号实时记录分析系统的输入插口，然后将血压换能器与三通管连接，其中一个三通管连接塑料动脉插管，旋动三通管的旋柄，使换能器腔通过动脉插管与大气相通；用注射器将肝素生理盐水缓慢注入换能器和动脉插管内，将换能器和动脉插管内的空气排尽，随即旋动旋柄，将该三通管关闭（注意：注入肝素生理盐水前应保证换能器通过动脉插管与大气相通，否则注入肝素生理盐水时将会使换能器内压力剧升而损坏换能器）。

2. 手术准备

（1）麻醉：取家兔 1 只，称重，经耳缘静脉缓慢注射 25%氨基甲酸乙酯溶液 1g/kg（4ml/kg），并随时观察家兔情况。当家兔四肢松软、呼吸变深变慢、角膜反射消失，表明动物已被麻醉，即可停止注射，将兔仰位固定于手术台上。

（2）颈动脉插管：剪去颈部被毛，沿颈部正中线切开皮肤 5～7cm，用止血钳分离颈部肌肉，暴露气管，找到气管两侧与气管平行的左、右颈总动脉及与其相伴而行的一束神经，用弯头玻璃分针轻轻划开局部结缔组织束膜，仔细辨认 3 种神经与颈总动脉：减压神经最细而且常与颈交感神经紧贴在一起；颈交感神经较细，略呈灰色，一般位于内侧；迷走神经最粗，有较好的韧性，色洁白，一般位于外侧；颈总动脉呈红色，有波动，壁有较强的弹性。分别分离双侧颈总动脉（3～4cm）、交感神经和迷走神经（注意：每条神经分离出 2～3cm，切勿过度牵拉神经，并用温热生理盐水随时湿润保护神经），并在各神经下穿两条丝线以便区别和使用。右侧颈总动脉下穿一条线备用，左侧颈总动脉用于血压测量，在其远心端（头端）和近心端各穿一条线备用。结扎左颈总动脉远心端，用动脉夹夹住近心端，在结扎部位下方约 3mm 处剪一 "V" 形切口，向心脏方向插入充满肝素生理盐水溶液并与血压换能器连接的动脉插管（注意：排空管道系统中的气泡）结扎固定，并将余线系在插管的固定侧支上，以免滑脱。松开动脉夹，描记正常血压曲线。

【观察项目】

1. 观察正常动脉血压曲线：调节扫描速度与增益，可见一级波、二级波，有时可见三级波。一级波（心搏波）：由于心室舒缩引起的血压波动，心室收缩时上升，心室舒张时下降，曲线疏密表示心率快慢。二级波（呼吸波）：呼吸运动引起的血压波动。三级波：是由于血管运动中枢紧张性周期性变化所致，由数个呼吸波组成，不常出现。

2. 牵拉颈总动脉：手持左颈总动脉远心端结扎线，稍用力向下牵拉，持续 5~10 秒（注意不要用力过猛，以免扯断血管），观察家兔血压曲线的变化。

3. 夹闭颈总动脉：用动脉夹夹闭右颈总动脉 5~10 秒，观察兔血压曲线的变化。

4. 刺激迷走神经：用两条线在右侧迷走神经中部结扎，并于两结扎间剪断，用保护电极以适当强度和频率分别刺激近心端和头侧端，记录血压曲线的变化。

5. 刺激颈交感神经对兔耳血管网的影响：先在手术灯下观察两耳血管网的密度及血管扩张程度，再结扎右侧交感神经，并于结扎线的末梢端（近心端）剪断，稍待片刻后再观察两耳血管网的密度及血管扩张程度的变化。然后用保护电极以适当强度和频率刺激交感神经头侧端，同时观察右耳血管网的密度及血管扩张程度的变化。撤除刺激后，稍候片刻，再观察右耳血管网的变化。

6. 经耳缘静脉注入 0.01% 肾上腺素 0.2~0.4ml，观察家兔血压曲线的变化。

7. 经耳缘静脉注入 0.01% 去甲肾上腺素 0.2~0.3ml，观察家兔血压曲线的变化。

8. 经耳缘静脉注入 1% 甲磺酸酚妥拉明溶液 0.15~0.2ml/kg，3~5 分钟后，观察家兔血压曲线的变化。

9. 经耳缘静脉注入 0.01% 去甲肾上腺素 0.2~0.3ml，观察家兔血压曲线的变化。

10. 经耳缘静脉注入 0.01% 肾上腺素 0.2~0.4ml，观察家兔血压曲线的变化。

11. 经耳缘静脉注入 0.001% 乙酰胆碱 0.2~0.3ml，观察家兔血压曲线的变化。

【注意事项】

1. 在整个实验过程中，注意保持动脉插管与颈总动脉于平行状态，防止动脉插管刺破动脉管壁。

2. 每完成一个项目必须待血压恢复后，才能进行下一项实验；进行实验结果处理时，每一项实验项目前后，一定要有正常血压曲线作为对照。

【思考题】

1. 上述哪些项目所引起的血压变化可以用颈动脉窦和主动脉弓压力感受性反射来解释？如何解释？

2. 刺激迷走神经中枢端和外周端，血压有何变化？为什么？

3. 比较肾上腺素和去甲肾上腺素对心血管作用的异同。

4. 用酚妥拉明后再用肾上腺素和去甲肾上腺素，血压有何变化？说明其机制。

实验4 蟾蜍舌的微循环观察

【实验目的】

学习观察微循环的基本实验方法;观察小动脉、毛细血管和小静脉的血流特点及某些化学物质对微循环血管舒缩活动的影响。

【实验原理】

微循环中,微动脉内血流速度快,呈轴流现象,即血细胞在血管中央流动;微静脉血流慢,无轴流现象;而毛细血管管径细小,血细胞只能单个通过,能看到单个血细胞流动情况。微循环血管细微,不能用肉眼直接观察,用显微镜可直接观察蟾蜍舌微循环的血管结构特征及血流特征。

【实验对象】

蛙或蟾蜍。

【实验材料】

蛙类手术器械、显微镜、玻璃罩、小烧杯、任氏液;20%氨基甲酸乙酯、0.01%肾上腺素溶液、0.01%乙酰胆碱溶液、乙醚。

【实验方法与步骤】

1. 麻醉和固定 取蟾蜍,在玻璃罩内用乙醚麻醉或在皮下淋巴囊注射20%氨基甲酸乙酯12.5ml/kg,俯卧位固定于蛙板上。

2. 蟾蜍舌的固定 将蟾蜍的舌拉出,用大头针在舌的边缘呈放射状固定到蛙板上。

3. 观察方法 在显微镜下,先用低倍镜后用高倍镜观察蟾蜍舌的微循环。

【观察项目】

1. 低倍镜下的微循环 低倍镜下,微动脉、微静脉主要是根据血流方向、血流速度和血管壁结构进行区别。微动脉管壁稍厚,管径较细,血流速度较快,呈现轴流现象,血流随心搏忽快忽慢,有分支处血液自较粗动脉流向较细动脉。微静脉正好相反,管壁稍薄,管径较粗,血流速度较慢,无搏动,流速均匀,有分支处血流自较小静脉汇集于较大静脉。

2. 高倍镜下的毛细血管 高倍镜下,毛细血管管壁极薄,管径很细,血流速度很慢。红细胞流经最细的毛细血管时,即使是单个红细胞也要改变形状才能通过。毛细血管数目多且相互连接成网状。因毛细血管有开放和关闭功能,所以高倍镜下某些血管时而出现,时而消失。高倍镜下能更清楚地辨别微动脉和微静脉及其血流特征。

3. 肾上腺素的作用 在舌上滴一滴0.01%肾上腺素,观察微循环中哪些血管口径发生变化,视野中呈现的毛细血管数目有何变化。用任氏液冲洗,观察其恢复情况。

4. 乙酰胆碱的作用 在舌上滴一滴0.01%乙酰胆碱,观察微循环中哪些血管口径发生变化,视野中呈现的毛细血管数目又有何变化。用任氏液冲洗,观察其恢复情况。

【注意事项】

1. 固定蟾蜍舌时,不要固定得太紧,以免因张力太大,影响微循环中的血液循环。

2. 实验中应经常向舌上滴加少量任氏液，以防止舌面干燥。

3. 实验中切勿使各种溶液玷污显微镜镜头。

【思考题】

1. 何谓微循环？典型的微循环有哪些组成部分？有哪几条通路？

2. 如何在显微镜下区分微动脉、微静脉和毛细血管？

3. 舌面上滴加乙酰胆碱或肾上腺素后，微循环中哪些血管口径发生变化？为什么？

实验5　四逆汤对低血压状态大鼠的升压作用

【实验目的】

观察四逆汤对麻醉大鼠低血压状态的强心升压作用，解析四逆汤回阳救逆机理。

【实验原理】

四逆汤为回阳救逆之代表方，主治四肢厥冷、脉微欲绝等亡阳厥逆证。本实验以麻醉大鼠的低血压状态为模型，观察四逆汤的强心升压作用。四逆汤可加强心肌收缩幅度，使心率减慢，可使颈动脉收缩压升高，脉压差增大，说明四逆汤治疗亡阳厥逆证是有一定的药理学基础的。

【实验对象】

大鼠，雌雄兼用，250～300g。

【实验材料】

手术剪、眼科镊、眼科剪、止血钳、聚乙烯管（内径1mm）、玻璃气管插管；生理盐水，肝素50mg/ml，乌拉坦0.25mg/ml、四逆汤水煎液（取附子9g，干姜9g，甘草12g，加蒸馏水，煮沸15分钟，过滤，加水，再煎1次，合并滤液，浓缩成每毫升含生药2g，过滤）。

【实验方法与步骤】

取大鼠，乌拉坦以100mg/100g腹腔注射麻醉，背位固定，分离气管后，气管插管，分离一侧颈总动脉，插入动脉导管，以三通活塞连接二道生理记录仪上的压力传感器。一侧股动脉插入一根PE50聚乙烯管用于放血。给药前后做肢体Ⅱ导联心电图描记。腹部手术，在幽门下找出十二指肠，插入聚乙烯管于肠管中并固定，供给药用。肠道给药剂量为每100g体重给生药5g，给药30分钟后，观察血压的变化。

【实验结果】

将测量数据填写于下表。

四逆汤对麻醉大鼠血压状态的作用（$\bar{X} \pm SD$）

	颈动脉收缩压	脉压差	心率（次/分）
给药前			
给药后			
给药前后差			

【注意事项】

1. 大鼠实验前需禁食 24 小时，否则食物会影响药物的吸收。

2. 大鼠不宜过小，体重为 250～300g。

3. 股动脉放血的速度不宜加快。如血压低于 50mmHg，可由股静脉缓慢回输少量血液，使血压稳定在 50mmHg 左右。

4. 血压不宜放得过低，否则易引起失血性休克并导致死亡。

【思考题】

四逆汤为何能回阳救逆，请结合实验试述其作用机理。

实验 6　血府逐瘀汤及其拆方对小鼠耳廓微循环的影响

【实验目的】

熟悉血府逐瘀汤及其拆方对小鼠耳廓微循环的影响，学会显微镜观察微循环动态方法。

【实验原理】

选择小鼠耳廓部位，借助显微镜（或纤维电视放大系统）直接观察微循环状态的一种实验观测方法，包括检测血管口径、血流速度、毛细血管开放量以及直接观测微循环中血细胞流态。血府逐瘀汤能活血化瘀，行气止痛，改善微循环。

【实验对象】

小鼠。

【实验材料】

微循环显微镜（或解剖显微镜）、冷水源、小鼠微循环观测台、天平、1ml 注射器、眼科镊、医用橡皮膏；血府逐瘀汤水煎醇沉液 2g/ml（当归 10g，生地黄 10g，桃仁 12g，红花 10g，枳壳 6g，赤芍 6g，柴胡 3g，桔梗 5g，川芎 5g，牛膝 10g，甘草 3g，共煎成 45ml），同法制备血府逐瘀汤去柴胡、枳壳、桔梗拆方醇沉液，液体石蜡，乌拉坦溶液 20g/100ml。

【实验方法与步骤】

取体重 18～22g 小鼠 10 只，分成两组，肌内注射乌拉坦溶液 0.7mg/100g，麻醉后，以医用橡皮膏轻贴轻拉去耳廓毛，将小鼠腹向下固定在小鼠观察台上，调节以有机玻璃制作的耳托高度，使耳廓平展在耳托上，在耳托上和耳廓表面滴加少许液体石蜡（或香柏油）。将观察台置于显微镜载物台上，调节冷光源适当高度，在透射光下，用50～100 倍镜观察小鼠耳廓微循环在给药（腹腔注射血府逐瘀汤水煎醇沉液 0.4ml/10g，血府逐瘀汤拆方水煎醇沉液 0.4ml/10g）前后的变化。分别记录给药后 10、20、30 分钟耳廓微循环细动脉（A）、细静脉（V）血管口径、血流速度和毛细血管开放量（毛细血管网交点计数法），以判断微循环改善情况。

【观察项目】

血府逐瘀汤对小鼠耳廓血管口径的影响

	细动脉口径（μm）				细静脉口径（μm）			
	给药前	给药后（分钟）			给药前	给药后（分钟）		
		10	20	30		10	20	30
1								
2								
3								
4								
5								
差值（$\bar{X} \pm \text{SD}$）								
P 值								

血府逐瘀汤对小鼠耳廓毛细血管开放量的影响

	给药前（个/cm）	给药后（个/cm）		
		10 分钟	20 分钟	30 分钟
1				
2				
3				
4				
5				
差值（$\bar{X} + \text{SD}$）				
P 值				

血府逐瘀汤拆方对小鼠耳廓血管口径的影响

	细动脉口径（μm）				细静脉口径（μm）			
	给药前	给药后（分钟）			给药前	给药后（分钟）		
		10	20	30		10	20	30
1								
2								
3								
4								
5								
差值（$\bar{X} \pm \text{SD}$）								
P 值								

血府逐瘀汤拆方对小鼠耳廓毛细血管开放量的影响

给药前（个/cm）	给药后（个/cm）		
	10 分钟	20 分钟	30 分钟
1			
2			
3			
4			
5			
差值（$\overline{X} \pm SD$）			
P 值			

【注意事项】

1. 麻醉的深浅对耳廓微循环的影响较大，往往因麻醉的深浅产生明显偏差。因此，一般应按小鼠体重严格计算麻醉药量。

2. 保持小鼠体温 38℃ ±1℃ 至关重要。麻醉小鼠体温下降会造成耳廓微循环障碍，产生误差。保持小鼠体温的办法可利用电热垫或超级恒温水浴的循环水。

3. 因耳廓鼠毛会影响观察效果，透射光观察时应去毛，简单的方法是利用医用橡皮膏贴拔。血管口径采用显微测微尺测量；毛细血管开放数量采用毛细血管与 1mm 横线相交的交叉点来表示；血流速度分别用线流、线粒流、粒线流、粒流、粒缓流、粒摆流、停滞共 7 级来表示。

【思考题】

血府逐瘀汤止血化瘀、理气止痛的功用对小鼠耳廓微循环哪些方面有影响？

实验 7 急性心功能不全及防治

【实验目的】

1. 通过急骤过度增加右心室的后负荷造成家兔急性右心衰竭。

2. 观察急性右心衰竭时血流动力学的主要变化。

3. 通过对实验的观察和分析，加深对心力衰竭病理生理变化的理解。

【实验原理】

心力衰竭是指在各种致病因素的作用下，心脏的收缩和（或）舒张功能发生障碍，使心排血量绝对或相对下降，以致不能满足机体代谢需要的病理生理过程。导致心力衰竭的基本病因为原发性心肌收缩舒张功能障碍和心脏负荷（包括前负荷和后负荷）过度。前负荷指心脏舒张时所承受的容量负荷，后负荷指心脏收缩时所承受的容量负荷。

通过静脉注射液体石蜡可增加肺动脉压，导致右心室后负荷增加，大量快速静脉输液可增加右心室的前负荷。当右心室后负荷的快速增加超过右心室的代偿能力时，则可导致急性右心功能衰竭。

【实验对象】

家兔 1.5 ~ 2.5kg。

【实验材料】

兔台，1ml、5ml 注射器各 2 个，手术器械 1 套，生物机能实验系统 1 套；3% 戊巴比妥钠、1% 普鲁卡因、1% 肝素生理盐水溶液、生理盐水、液体石蜡。

【实验方法与步骤】

1. 家兔称重，由耳缘静脉注入 3% 戊巴比妥钠 1ml/kg 后仰位固定于兔台上，颈部剪毛。

2. 颈部正中皮下注射 1% 普鲁卡因局部浸润麻醉后，颈部正中切口，逐层分离颈部组织，游离出左颈总动脉和右颈外静脉。

3. 由耳缘静脉按 1ml/kg 注入 1% 肝素生理盐水溶液，结扎颈总动脉远心端。近心端用动脉夹夹闭后，在结扎线下方用眼科剪将动脉壁剪一约占周径 1/3 的斜口。插入充满生理盐水的动脉导管，结扎固定后打开动脉夹，描记颈动脉血压。

4. 静脉压力波形变为心室压力波形时，即表示导管已插入右心室，将导管和颈外静脉结扎固定，描记右心室压。

5. 在家兔胸部两侧呼吸幅度最明显处，皮下插入发射和接收电极，连接胸阻抗图仪描记呼吸。

【观察项目】

1. 完成手术操作后，让动物安静稳定 5 ~ 10 分钟，调好记录装置，测定各项指标作对照值。

2. 用 1ml 注射器抽取经水浴加温至 37℃ 的液体石蜡 1ml，以每分钟 0.1ml 的速度缓慢注入兔耳缘静脉，同时密切观察并记录各项指标，当各项指标出现明显变化时停止注射。观察 5 分钟，然后再快速注射液体石蜡，并连续记录各项指标，直至动物死亡。

3. 挤压动物胸壁，观察气管内有无分泌物溢出，并注意其性状。剖开胸腔，观察心脏各腔体积、肺脏外观和切面观。

【注意事项】

1. 插右心导管时注意让导管前端的弯曲朝向家兔身体的左前方，导管插管深度为 6 ~ 8cm。

2. 注入液体石蜡的量和速度一定要严格按照规定进行，若注入过量或者速度过快均会造成动物死亡。

【思考题】

1. 试述心力衰竭的基本病因和常见诱因。

2. 心衰为什么会引起血容量增加？

实验 8 强心苷作用、中毒和解救

【实验目的】

观察强心苷对离体豚鼠心脏的直接作用、中毒表现，以及利多卡因抗强心苷中毒所致的心律失常作用，掌握豚鼠心脏的灌流方法。

【实验原理】

强心苷能抑制心肌细胞膜上的 Na^+-K^+-ATP 酶，促进 Na^+-Ca^{2+} 交换，强心。过量引起的心律失常可用利多卡因纠正。

【实验对象】

豚鼠。

【实验材料】

离体心脏灌流装置、超级恒温器、肌张力换能器、BL-420 生物信号采集系统、蛙心夹、表面皿、1ml 和 2ml 注射器各 1 个、手术器械 1 套、烧杯、棉线等；乐氏液、0.1% 肝素、0.1% 利多卡因、1% 洋地黄。

【实验方法与步骤】

1. 取 250~300g 豚鼠 1 只，腹腔注射 0.1% 肝素 2ml，5~10 分钟后击头致死，沿肋缘下横向剪开腹前壁，再依次剪开两侧胸壁，将胸壁翻至头侧。剪开并分离心包膜，暴露心脏和大血管。

2. 用手指轻轻提起心脏，迅速剪断各大血管，主动脉以距其起始部 4mm 处（即第一分支处）横断最好，取下心脏立即放入装有灌流液的表面皿中，在液面下找到主动脉断端，将其迅速固定于主动脉插管上，并移到预先准备好的灌流装置上。

3. 打开灌流液开关，冲出残留血液，剪除心脏以外组织，待心跳规律后，在肺动脉起始部与右室圆锥部之间剪一小口，以利冠脉回流液的排出。用蛙心夹夹住心尖，并与换能器相连，按通 BL-420 生物信号采集系统。待心脏稳定后，记录一段正常收缩曲线，然后予以下列药物：

（1）1% 洋地黄 0.1ml，观察心脏收缩曲线（振幅、频率、节律），3~5 分钟后重复给药，直至出现心律失常。

（2）出现心律失常后，立即予以 0.1% 利多卡因 0.1ml（若无好转可多次重复给药）。

【观察项目】

观察整个实验过程中豚鼠的心脏收缩曲线（振幅、频率、节律），并绘图。

【注意事项】

1. 灌流液使用前应通入含 5% CO_2 和 95% O_2 的混合液体 10 分钟，灌流液恒温于 37℃。

2. 灌流前应排空气泡，否则可能引起冠脉血栓。

3. 灌流液和药物应通过主动脉进入冠脉分布于心肌，故插管不宜太深，插管开口应在冠状血管开口以上。

4. 利多卡因解救时应慢推，否则易引起中毒。

【思考题】

强心苷中毒引起心律失常的机理是什么？如何解救？

实验 9 　生理与药理因素对离体蛙心的影响

【实验目的】

1. 学习离体蛙心灌流方法。

2. 观察 K^+、Na^+、Ca^{2+} 三种离子、酸碱度等因素对心脏活动的影响，理解心脏的正常活动需要适宜的理化环境。

3. 观察去甲肾上腺素、乙酰胆碱、洋地黄类药物和普萘洛尔对离体心脏的作用。

【实验原理】

蟾蜍心脏离体后，用理化特性近似于血浆的任氏液灌流，在一定时间内，可保持节律性收缩和舒张。改变任氏液的组成成分，心脏跳动的频率和幅度会随之发生改变。

心脏受自主神经的双重支配，交感神经兴奋时，其末梢释放去甲肾上腺素，使心肌收缩力加强，传导增快，心率加快，其作用可被 β 受体阻断剂普萘洛尔阻断。迷走神经兴奋时，其末梢释放乙酰胆碱，使心肌收缩力减弱，心率减慢，其作用可被 M 受体阻断剂阿托品阻断。

强心苷能抑制心肌细胞膜上的 $Na^+ - K^+ - ATP$ 酶，抑制 $Na^+ - Ca^{2+}$ 交换，使蛙心收缩力增强，心率加快。Ca^{2+} 可协同强心苷的强心作用。

【实验对象】

蟾蜍或蛙（体重 70 ± 10g）。

【实验材料】

手术器械 1 套、蛙板、探针、蛙心插管、蛙心夹、张力换能器、BL - 420 生物信号采集系统、滴管、棉线等；任氏液，低钙任氏液（含 $CaCl_2$ 为正常任氏液的1/10，其余成分不变），5% 洋地黄溶液，0.002% 普萘洛尔溶液，2% $CaCl_2$，0.65% NaCl，1% KCl，2.5% $NaHCO_3$，3% 乳酸，0.01% 去甲肾上腺素溶液，0.01% 乙酰胆碱溶液。

【实验方法与步骤】

1. 取蛙或蟾蜍 1 只，用探针捣毁脊髓，仰位固定于蛙板上，打开胸腔，剪除心包膜，暴露心脏（图 7 - 2）。

2. 在右主动脉下穿一根线并结扎，再在左主动脉下穿一根线。将心脏用玻璃针翻至背面，将前后腔静脉和左右肺静脉一起结扎（注意勿扎住静脉窦）。将心脏回复至原位，在左主动脉下穿两根线，用一线结扎左主动脉远心端，另一线置主动脉近心端备

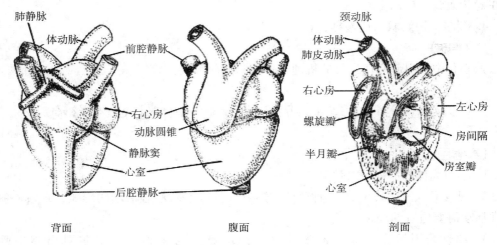

图 7 - 2　蛙心模式图

用。提起左主动脉远心端缚线，用眼科剪刀在左主动脉上靠近动脉圆锥处剪一斜口，将盛有少量任氏液的蛙心插管由此插入主动脉，插至动脉圆锥时略向后退，在心室收缩时，向心室后壁方向下插，经主动脉瓣插入心室腔内（不可插入过深，以免心室壁堵住插管下口）。插管若成功进入心室，管内液面会随着心室跳动而上下移动。用左主动脉上近心端的备用线结扎插管，并将结扎线固定于插管侧面的小突起上。提起插管，在结扎线远端分别剪断左主动脉和右主动脉，轻轻提起插管，剪断左右肺静脉和前后腔静脉，将心脏离体。用滴管吸净插管内余血，加入新鲜任氏液，反复数次，直至液体完全澄清。保持灌流液面高度恒定（1～2cm），即可进行实验。

3. 用试管夹将蛙心插管固定于铁支架上，用蛙心夹夹住心尖，蛙心夹的线连接于张力换能器，将换能器接通 BL - 420 生物信号采集系统。

【观察项目】

1. 记录正常蛙心收缩曲线　曲线幅度代表心脏收缩的强弱；曲线疏密代表心跳频率；曲线的规律性代表心跳的节律性；曲线的顶点水平代表心室收缩的程度；曲线的基线代表心室舒张的程度。

2. 离子的影响

（1）吸出插管内全部灌流液，换入 0.65% NaCl，观察心舒缩曲线的变化，待效应明显后，吸出灌流液，用新鲜任氏液换洗 2～3 次，直至曲线恢复正常。

（2）滴加 1～2 滴 2% $CaCl_2$ 于新换入的任氏液中，观察心舒缩曲线的变化，出现效应后，用新鲜任氏液换洗至曲线恢复至正常。

（3）加 1～2 滴 1% KCl 于新换入的任氏液中，待效应出现后，再用任氏液换洗至曲线正常。

3. 递质的作用

（1）加入 1～2 滴 0.01% 去甲肾上腺素于灌流液中，待效应出现后，用任氏液换洗至曲线正常。

（2）加入 1 滴 0.01% 乙酰胆碱于灌流液中，待效应出现后，用任氏液换洗至曲线恢复正常。

4. 酸碱的影响

（1）加 2.5% $NaHCO_3$ 溶液 1～2 滴于灌流液中，观察曲线变化，待效应明显后，换液、冲洗，直至曲线恢复正常。

（2）加 3% 乳酸 1～2 滴于灌流液中，观察曲线变化，待效应明显后，再加 1～2 滴 2.5% $NaHCO_3$，观察曲线变化。

5. 药物的影响

（1）换入低钙任氏液。

（2）当心脏收缩明显减弱时，向套管内加入 5% 洋地黄溶液 0.2ml，连续观察 3～5 分钟。

（3）当作用明显后，用低钙任氏液冲洗 3 次（或 3 次以上），使心脏活动恢复至给药前的状态。

（4）向插管内加入 0.002% 普萘洛尔溶液 1～2 滴，观察有何变化。

（5）当出现作用时，立即重复步骤（1），观察有何变化。

【注意事项】

1. 每次换液时，插管内的液面均应保持一定高度。

2. 加试剂时，先加 1～2 滴，用吸管混匀后如作用不明显时可再补加。

3. 随时滴加任氏液于心脏表面使之保持湿润。

4. 本实验所用药液种类较多，注意避免通过滴管互相污染。

5. 本实验用蛙心较好，蟾蜍因皮下腺内有强心苷样物质，故其心脏对强心苷不敏感。

6. 实验中的低钙任氏液灌注心脏，使其收缩减弱，可提高心肌对强心苷的敏感性；但对无钙任氏液所造成的心衰，强心苷作用不明显。

【思考题】

1. 强心苷强心作用的机理是什么？

2. 钙离子对强心苷作用有何影响？如果选用无钙任氏液心衰造模，药物作用是否明显？为什么？

实验 10　急性失血性休克及治疗措施

【实验目的】

本实验旨在通过复制失血性休克动物模型，观察休克发生发展过程中微循环，心、肺功能改变及血管活性药物等治疗措施对其影响。

【实验原理】

根据微循环学说，休克可以定义为各种原因引起的有效循环血量减少，微循环灌流障碍。

休克的病因有许多种，本实验采用颈动脉放血的方法，直接减少有效循环血量，复制低血容量性休克。由于放血一定程度后可使循环血量不足，静脉回心血量减少，血压下降，通过压力感受器反射，引起交感神经兴奋，外周血管收缩，组织灌流量急剧减少，导致失血性休克。通过回输血液和输液，补充血容量，抢救休克，同时使用不同血管活性药物，比较其疗效，分析它们在失血性休克治疗中的作用。

【实验对象】

2~2.5kg 家兔。

【实验材料】

生物信息采集与处理系统及压力换能器、张力换能器，动物实验台，肠系膜微循环观察灌流盒，体视显微镜，手术器械，5ml、10ml、50ml 注射器，纱布，缝线；3% 戊巴比妥钠，0.01% 硫酸异丙肾上腺素，0.01% 盐酸普萘洛尔，2.5% 酚妥拉明，生理盐水。

【实验方法与步骤】

1. 取家兔 1 只称重，经耳缘静脉注射 3% 戊巴比妥钠 30mg/kg 麻醉，仰位固定于兔台上。

2. 颈、腹部、腹股沟内侧手术：颈部剪毛，正中切口，分离颈外浅静脉和双侧颈总动脉，引线备用。颈静脉插管，连接输液装置。一侧颈总动脉插管，连接生物信息采集与处理系统，打开循环实验兔动脉血压调节模块，监测血压和心率，另一侧用于压力反射观察。腹股沟内侧剪毛，做长约 5cm 切口，分离股动脉，插管，以备放血用。在左侧腹距中线 5cm 处剪毛，做一长约 6cm 纵向切口，打开腹腔以备观察小肠祥微循环。

3. 将肠系膜微循环观察灌流盒固定于体视显微镜台上，并将家兔腹部切口右缘皮肤用针线固定于灌流盒侧壁的两小孔处，动物小肠系膜置于盛有 38℃ 生理盐水的微循环观察灌流盒内，按下表首先观察并记录放血前各项指标的变化。可通过拉紧颈总动脉引线，阻断血流，观察其血压变化。

	血压	心率及心律	心音强弱	呼吸	微循环	压力反射
放血前						
放血后						
抢救后						

4. 从股动脉放血，至血压下降到 40mmHg，停止放血，观察并记录上述指标的变化。

5. 静脉输入（可通过输液装置进行）0.01% 硫酸异丙肾上腺素（0.1ml/kg），观察血压及心率等改变。同上分别输入 0.01% 盐酸普萘洛尔（0.5ml/kg），2.5% 酚妥拉明（0.2ml/kg）观察。

6. 静脉输入生理盐水，观察上述各项指标的变化。

【观察项目】

1. 观察动物的一般情况、皮肤黏膜颜色等，观察、记录动物的呼吸频率、深度、各项血压指标、脉压差和心率。

2. 镜下观察血管流速、流态、口径及尿量。

【注意事项】

1. 所用的插管均应充满肝素，以防止凝血。

2. 微循环观察：将肠系膜放置在灌流盒的凸形平台上，用固定板压住肠道，盒内注入的生理盐水以与平台齐平为宜，要注意调整光源，汇聚在平台上，以便显微镜观察。实验中要防止对肠系膜的过分牵扯和摩擦，以免人为造成血循环障碍。

3. 主要观察的项目是：微循环血管的形态、颜色、血管大小、分支，血流速度、方向、流态，特别要注意动态观察。

【思考题】

1. 在放血后维持血压时，为什么血压会出现明显波动？

2. 两次放血所致血流动力学变化有何不同？

3. 在不同时期各指标变化的机制是什么？

4. 用何种血管活性药物治疗失血性休克更好，为什么？

实验 11　神经体液调节及药物对犬血压、心电图、呼吸的影响

【实验目的】

1. 观察迷走神经对血压、心电图和呼吸的影响。利用所学生理、病理生理和药理学知识，设计给药顺序，巩固理论课所介绍的神经体液因素对心血管活动的调节及药物作用的受体机制。

2. 在受神经体液、自身调节综合因素影响下，结合药物用量用速、药物对受体的亲和力及内在活性综合讨论分析实验中所有药物对麻醉犬收缩压、舒张压、平均动脉血压、心率、呼吸的影响及可能机制。

3. 熟悉 BL-420 生物信号采集系统及外科手术操作基本技能，学习筛选降压药的方法，提高学生动手能力和分析解决问题的科研综合能力水平。

【实验原理】

心脏和血管的活动受神经、体液和自身调节机制的调节。心脏交感神经兴奋时，末梢释放去甲肾上腺素，激活心肌细胞膜上的 β_1 受体，使心脏全面兴奋（心率加快，心肌收缩力加强，心内传导加速），从而使心输出量增加，收缩压上升；心脏副交感神经兴奋时，末梢释放乙酰胆碱，激活心肌细胞膜上的 M_2 受体，引起心脏全面抑制，从而使心输出量减少，收缩压下降。血管主要受交感神经支配，兴奋时末梢释放去甲肾上腺素与血管平滑肌细胞膜上的 α_1 受体结合，使平滑肌收缩，血管口径变小，外周阻力增大，舒张压升高；同时由于容量血管收缩，促进静脉回流，心输出量亦增加。体液调节的主要因素为肾上腺素和去甲肾上腺素。

在一定范围内机体可通过神经、体液途径来调节心血管系统使之维持在正常，这就是生理调节因素。但在致病因素或药物作用下，会引起心血管功能改变。心脏、血管平滑肌上分布有 β、α 受体，使用其激动剂对动物的血压、心率、心电图有明显的影响；

拮抗剂可对抗激动剂的作用。肾上腺素是 α 和 β 受体激动剂，去甲肾上腺素主要激活 α 受体，异丙肾上腺素是 β 受体激动剂，枳实含对羟福林、N－甲基酪胺，能兴奋 α、β 受体；普萘洛尔是 β 受体阻断剂，酚妥拉明是 α 受体阻断剂。

【实验对象】

健康犬，5~7kg。

【实验材料】

犬手术台，手术灯，手术器械（手术刀、手术剪、止血钳、眼科剪、眼科镊），动脉插管，动脉夹，纱布，缝合线，换能器（压力、张力），Ⅱ导联引导电极，刺激引导电极，铁架台，双凹夹，输液装置，三通（给药用），静脉插管，BL－420 生物信号采集系统；2.5% 戊巴比妥钠（新鲜配制），生理盐水（含肝素），0.01% 盐酸肾上腺素，0.01% 重酒石酸去甲肾上腺素，1% 酚妥拉明，0.05% 盐酸异丙肾上腺素，0.5% 盐酸普萘洛尔，枳实注射液 4g/ml。

【实验准备】

提前 2 周（即上次实验课）向学生布置实验内容：

1. 下周所开实验项目，就相关知识进行预习。

2. 告知学生实验目的、所提供药品的名称。

3. 自行设计给药顺序，通过实验分析所给药物对血管平滑肌及对心脏作用的原理。

【实验方法与步骤】

1. 听课 30 分钟，由老师介绍实验设备的使用、注意事项、手术操作过程及 BL－420 生物信号采集系统的使用方法。

2. 学生自己动手进行操作。全班分为 5~6 小组，每小组 1 只实验动物。

（1）每小组组内分工：1 组麻醉组（术前准备、麻醉、固定动物、股静脉分离及插管、给药）；2 组主刀组（颈总动脉分离及插管、连接换能器、信号收集）。

（2）麻醉及固定动物：取犬，称体重，由后肢小隐静脉缓慢注射 2.5% 戊巴比妥钠 1ml/kg，麻醉后，仰位固定于手术台上。

（3）股静脉分离及插管：在一侧腹股沟处，用手摸到股动脉搏动处，在其表面切开皮肤，分离暴露出一侧股静脉；远心端结扎，向心方向插入静脉插管，用线结扎固定好，建立静脉通道供注射药液用。

（4）颈总动脉分离及插管：颈部剪毛，做长 6~8cm 的正中切口，分离皮下组织和肌肉后，充分暴露气管，颈总动脉位于气管侧方的深部，在胸骨舌骨肌和肩胛舌骨肌之间，胸锁乳突肌之下，沿一侧斜走的胸锁乳突肌的内缘将系膜分开，即可见位于深部的颈总动脉迷走神经混合干。用小血管钳将动脉和与其伴行的迷走神经分开，分离迷走神经，在其下穿线备用。然后分离出甲状腺动脉以下的一侧颈总动脉，长 2~4cm，远心端用线扎牢，近心端用动脉夹夹闭，在结扎处的近端用眼科剪向心方向剪一"V"形小口，用小镊子夹起切口上缘，将充有肝素生理盐水的动脉插管向心方向插入颈总动脉内（注意预先排出气泡），用备用线将插管与动脉扎紧固定于套管小钩上，以防套管从动脉中滑出。

（5）连接压力换能器：将颈动脉插管，通过橡皮管与压力换能器连接，接通 BL -
420 生物信号采集系统。打开动脉夹，输入信号即可进行血压曲线记录。

（6）连接张力换能器：用缝合针钩住犬腹部皮肤，用线连接张力换能器，调节紧张
度，接通生物信号采集系统，观察呼吸。

（7）引导Ⅱ导联心电图：心电图的观察直接使用引导电极对生物体信号进行引导。
引导电极的一端是一个 5 芯插口，该插口与 BL - 420 生物信号采集系统相连；另一端有
三个不同颜色的鳄鱼夹，在犬的右前肢、左后肢和右后肢分别插入一根银针或注射针
头，然后将引导负电信号的白色鳄鱼夹与右前肢针头相连接，引导正电信号的红色鳄鱼
夹与左后肢针头相连接，接地的黑色鳄鱼夹与右后肢针头相连接，引导出犬的标准Ⅱ导
联心电图。

【观察项目】

观察刺激迷走神经及整体情况下药物对血压、心电图和呼吸的影响，并分析机制。

1. 观察正常状态下犬的血压、心电图、心率及呼吸的情况。

2. 用刺激电极刺激迷走神经，观察犬血压和呼吸的变化。停止刺激，待恢复正常。
牵拉颈总动脉，手持一侧颈总动脉远心端的结扎线，向心脏方向轻轻拉紧，然后做有节
奏的往复牵拉（2~5 次/秒），持续 5~10 秒，观察血压变化。夹闭颈总动脉，用动脉夹
夹闭颈总动脉 6~10 秒，观察血压变化。

3. 以组为单位设计给药顺序，在整体情况下观察药物对血压、心电图和呼吸的影
响，并分析机制。利用拮抗剂与激动剂具有相互拮抗作用的机理，选择给药，通过实验
现象（用药后血压、心率、心电图、呼吸的变化）来探讨所用药物对心血管 α、β 受体
作用的区别。

例如：先描记一段正常收缩曲线后，从三通处给予 0.01% 盐酸肾上腺素（0.1ml/
kg）、0.01% 重酒石酸去甲肾上腺素（0.2ml/kg）、0.05% 盐酸异丙肾上腺素（0.1ml/
kg），观察变化。待恢复给 1% 酚妥拉明（0.1ml/kg）、0.05% 盐酸异丙肾上腺素（0.1ml/
kg），观察变化。待恢复，给予枳实注射液 1ml/kg，观察变化。待恢复，给予 1% 酚妥
拉明（0.1ml/kg），5 分钟后，再加入枳实注射液，观察变化。待恢复，加入 0.01% 盐
酸肾上腺素（0.1ml/kg）、0.5% 盐酸普萘洛尔（1ml/kg）、0.05% 盐酸异丙肾上腺素
（0.1ml/kg）。

【实验结果】

记录整个实验过程中犬测试指标变化曲线，根据血压、心电图、心率的变化曲线讨
论药物作用原理，并写出实验报告。

【注意事项】

1. 做好术前准备工作：检查手术器械、BL - 420 生物信号采集系统、药品是否准确
齐全。特别注意检查三通管（排气泡是否通畅、是否漏水）及动脉插管（排气泡是否
漏水，是否加入肝素抗凝）。

2. 麻醉过程中注意观察动物肌张力、呼吸频率及角膜反射变化，防止麻醉过深。

3. 正确区分动静脉，防止静脉插管误插入小动脉。

4. 分离颈总动脉时要把迷走神经分离，不要扎住。

5. 压力换能器应与犬心脏位置相平。

6. 给药顺序设计应和带教老师一起商量确定。

7. 给药速度不可太快（尤其注意盐酸普萘洛尔应控速）。每组静脉给药完成后立即推注 0.5ml 生理盐水，将管道内的药液推入血管内。

8. 避免失血过多导致血容量改变，影响血压。

9. 动脉血压随心室的收缩和舒张而变化，心室收缩时血压上升，心室舒张时血压下降，这种血压随心动周期的波动称为"一级波"（心搏波），其频率与心率一致。此外，可见动脉血压亦随呼吸而变化，吸气时血压先是下降，继则上升，呼气时血压先是上升，继则下降，这种波动则为"二级波"（呼吸波），其频率与呼吸频率一致。

【思考题】

1. 心脏占优势的支配神经是什么？迷走神经兴奋对血压、心率、呼吸有何影响？

2. 影响血压形成的主要因素除血容量外还有哪两者？

3. 回答本实验所有药物对血压（分收缩压、舒张压、平均动脉血压）、心率、呼吸的影响及作用机制。

4. 使用酚妥拉明后再用肾上腺素、使用普萘洛尔后再用异丙肾上腺素，犬的血压、心率有何改变，原理是什么？

5. 枳实升压作用的成分、机理是什么？

6. 请设计实验区分未贴标签的肾上腺素、去甲肾上腺素、异丙肾上腺素。

7. 某患者反映使用某药治疗疾病期间伴有血压升高症状，已有资料证实该药无直接影响心脏泵血功能的作用，请设计实验初步验证该药的升压效应及可能的机制。

第八章　呼吸系统实验

实验 1　生理和药理因素对兔呼吸运动的影响及气胸观察

【实验目的】

1. 学习描记哺乳动物呼吸运动的方法。

2. 观察某些生理和药理因素对呼吸运动的影响。

【实验原理】

呼吸运动能够经常有节律地进行，并能适应机体代谢的需要，是由于体内呼吸中枢调节的缘故。体内外各种刺激可以作用于中枢或通过不同的感受器反射性地影响呼吸运动。

【实验对象】

家兔。

【实验材料】

BL-420 生物信号采集系统，电刺激器，张力换能器，哺乳类动物手术器械 1 套，兔手术台，双凹夹，气管插管，注射器（10ml、5ml 各 1 个），长、短橡皮管各 1 条，纱布，线，CO_2 球囊；生理盐水，25% 氨基甲酸乙酯（乌拉坦），3% 乳酸，1% 盐酸吗啡溶液，5% 尼可刹米溶液。

【实验方法与步骤】

1. 动物手术　用乌拉坦按 4ml/kg 由家兔耳缘静脉注入，待动物麻醉后仰位固定于手术台上。沿颈部正中切开皮肤，分离气管、颈部双侧迷走神经，穿线备用。

2. 气管插管　在气管环状软骨下方做倒"T"形切口，向肺方向插入气管插管并固定。

3. 记录呼吸运动　将张力换能器固定在铁支架上并连接 BL-420 生物信号采集系统。缚一根细线悬挂在张力换能器的悬梁臂上，细线另一端连接弯针，用弯针钩住胸骨剑突部位的皮肤。打开 BL-420 生物信号采集系统主界面，选择实验项目，进入记录状态。

【观察项目】

1. 描记正常呼吸曲线以做对照，认清曲线与呼吸运动的关系。

2. 增加无效腔：将两根橡皮管分别连接在气管插管两侧管上，家兔通过橡皮管进行呼吸，增加了无效腔，观察呼吸运动的变化后取下橡皮管。

3. 增加吸入气中 CO_2 浓度：将玻璃烧杯罩在气管插管上，并将装有 CO_2 的球囊管口对准烧杯内，将管上的夹子逐渐松开，使部分 CO_2 随吸气进入气管。此时观察短时间高浓度 CO_2 对呼吸运动的影响。

4. 缺氧：将气管插管的侧管与盛有纯氮气的球囊相连，让动物呼吸球囊中的氮气，以达逐渐缺氧的目的，观察缺氧对呼吸运动的影响。

5. 增加血液中 H^+ 浓度：由耳缘静脉较快地注入 3% 乳酸 2ml，观察此时呼吸运动的变化过程。

6. 迷走神经在呼吸运动中的作用：描记一段对照呼吸曲线，先结扎并切断一侧迷走神经，观察呼吸运动有何变化，再切断另一侧迷走神经，观察呼吸运动有何变化。

7. 电刺激一侧迷走神经的向中枢端，观察呼吸运动的变化。

8. 吗啡对呼吸中枢的作用：由耳缘静脉注射 1% 盐酸吗啡溶液 1～2ml/kg，观察呼吸频率及幅度。

9. 尼可刹米对呼吸中枢的作用：待频率极度减慢，幅度显著降低时，立即由耳缘静脉注射 5% 尼可刹米溶液 1～2ml，观察呼吸变化，待呼吸抑制被解除后，以稍快的速度追加尼可刹米 0.5ml，观察惊厥的发生。

10. 气胸观察：沿腹壁正中切开皮肤，并沿腹白线切开腹壁肌肉，观察膈肌运动。用手术刀小心切开一侧膈肌，使胸膜腔与大气相通，引起气胸。观察肺组织萎缩、胸膜腔负压消失后呼吸运动的变化等。

【注意事项】

1. 气管插管时，剪口后，插管前一定注意对气管进行止血和将气管内清理干净。

2. 经耳缘静脉注射乳酸时，要选择静脉远端，注意不要刺穿静脉，以免乳酸外漏，引起动物躁动。

3. 张力换能器在实验全过程中不得移动，并保证悬线垂直、松紧适度，以便做呼吸运动前后比较。

【思考题】

1. 分析各项实验结果，缺 O_2、CO_2 及乳酸增多时对呼吸的影响机制有何不同？

2. 迷走神经在节律性呼吸运动中有何作用？

实验 2　呼吸功能不全

【实验目的】

1. 复制通气障碍、气体弥散障碍以及肺泡通气血流比例失调引起的两种不同类型的呼吸功能不全模型，观察血气和呼吸变化并分析其机理。

2. 学习动脉取血和了解血气测定方法。

【实验原理】

采用窒息的方式造成全肺的通气障碍导致 II 型呼吸衰竭；或通过胸腔穿刺注入空气

导致气胸、呼吸功能不全而复制Ⅱ型呼吸衰竭；通过油酸注射的方式，引起肺泡－毛细血管膜损伤，复制Ⅰ型呼吸衰竭模型。观察两种呼吸衰竭时血气与呼吸的变化，分析其发生机制。

【实验对象】

大鼠 300～350g。

【实验材料】

连接三通的动脉插管，气管插管，1ml、2ml、10ml、50ml 注射器，6 号、9 号针头，软木塞，血气酸碱分析仪，天平与砝码；1% 戊巴比妥钠，1% 肝素生理盐水溶液，0.9% 氯化钠溶液，油酸，10% 葡萄糖溶液。

【实验方法与步骤】

1. 大鼠称重后，按 1% 戊巴比妥钠溶液 0.5ml/100g 腹腔注射麻醉，将麻醉大鼠仰位固定。

2. 颈部正中切开皮肤，钝性分离暴露气管，做气管插管。

3. 分离颈总动脉，结扎离心端，向心端插入充满生理盐水的动脉插管。

4. 用注射器抽出动脉插管内的死腔液，然后用填充有肝素生理盐水溶液的注射器取血，迅速套上带有软木塞的针头做血气分析。

5. 复制窒息

（1）用弹簧夹将气管上所套橡皮管完全夹住，使动物处于完全窒息状态 20 秒，或在完全夹住的橡皮管上插两个 9 号针头，造成动物不全窒息 4～5 分钟时，取动脉血做血气分析并观察呼吸变化。

（2）立即放开弹簧夹，等 10 分钟，待动物恢复正常。

6. 复制气胸

（1）于大鼠右胸第 4～5 肋间插入 1 个 6 号针头造成右侧气胸，3～5 分钟时取动脉血做血气分析，同时观察呼吸频率及深度。

（2）用 50ml 注射器将胸腔内空气抽尽，拔出针头。

（3）等候 10～20 分钟，待动物呼吸恢复正常。

7. 复制肺水肿

（1）抬高鼠台头端，保持气管位于正中部位，用 2ml 注射器吸取 10% 葡萄糖溶液 1～2ml（按动物大小取量），将针头插入气管分叉处，5 分钟内缓慢匀速地将葡萄糖溶液滴入气管内造成渗透性肺水肿。于 3～5 分钟后，放平鼠台，取动脉血做血气分析并观察呼吸变化。

（2）从股静脉缓慢注入油酸（0.06～0.08ml/100g），分别于注射后 30 分钟、1 小时抽取动脉血，做血气分析，并观察呼吸。

（3）出现明显变化后，处死动物，解剖观察肺变化，并测量计算肺系数。

肺系数计算公式：肺系数 = 肺重量（g）/体重量（kg）。

正常大鼠肺系数为 4～8。

（4）切开肺脏，观察有无泡沫液体流出。

【观察项目】

观察并记录基础状态及各呼吸衰竭模型的呼吸频率和幅度，全血 pH，$PaCO_2$、PaO_2。

【注意事项】

1. 取血切忌与空气接触，如针管内有小气泡要立即排除。

2. 气胸后胸腔内的空气一定要抽尽。

【思考题】

1. 患者因肺癌做肺叶切除手术，当切除 1/2 肺叶后，患者能否存活？

2. 呼吸衰竭的治疗原则有哪些？

实验 3   缺氧及其解救

【实验目的】

1. 在动物身上复制乏氧性缺氧、血液性缺氧、组织中毒性缺氧，并了解缺氧的分类。

2. 观察缺氧对呼吸的影响和血液颜色的变化。

【实验原理】

由于供养减少或用氧异常导致机体代谢、功能甚至形态结构等发生变化的病理过程，称为缺氧。根据原因与发生机制，缺氧可分为四类，即乏氧性缺氧、血液性缺氧、循环性缺氧、组织中毒性缺氧。缺氧时机体的血氧指标、循环系统、呼吸系统及皮肤、黏膜颜色等均会发生一定的变化。

【实验对象】

18~25g 小鼠。

【实验材料】

小鼠缺氧瓶（100~125ml 带塞锥形瓶或广口瓶）（图 8-1）、CO 发生装置、生物机能实验系统、广口瓶、5ml 和 2ml 刻度吸管、1ml 注射器、酒精灯、剪刀、镊子；钠石灰（NaOH·CaO）、甲酸（HCOOH）、浓硫酸、5% 亚硝酸钠、1% 亚甲蓝、0.1% 氰化钾、生理盐水。

【实验方法与步骤】

1. 乏氧性缺氧

（1）取钠石灰少许（约5g）及小鼠1只放入缺氧瓶内。观察动物的一般情况，呼吸频率（次/10 秒）、深度，皮肤和口唇的颜色。然后塞紧瓶塞，记录时间，以后每分钟重复观察上述指标一次（如有其他变化则随时记录），直到动物死亡为止。

（2）动物尸体留待 4 个实验做完后，再依次打开其腹腔，比较血液或肝脏颜色。

2. 一氧化碳中毒性缺氧

（1）如图 8-2 装好 CO 发生装置。

（2）将小鼠 1 只放入广口瓶中，观察其正常表现，然后与 CO 发生装置连接。

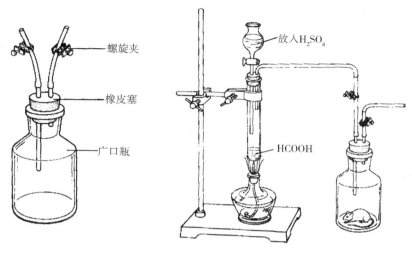

图 8-1 缺氧瓶　　　　　　　图 8-2 CO 发生装置

（3）取甲酸 3ml 放入试管内，加入浓硫酸 2ml，塞紧。

$$HCOOH \xrightarrow{\text{H}_2\text{SO}_4} H_2O + CO\uparrow$$

可用酒精灯加热，加速 CO 的产生，但不可过热以免液体沸腾，因 CO 产生过多过快则动物迅速死亡，血液颜色改变不明显。

（4）观察指标与方法同上。

3. 亚硝酸钠中毒性缺氧

（1）取体重相近似的两只小鼠，观察正常表现后，向腹腔注入 5% 亚硝酸钠 0.3ml，其中 1 只注入亚硝酸钠后，立即再向腹腔内注入 1% 亚甲蓝溶液 0.3ml，另 1 只再注入生理盐水 0.3ml。

（2）观察指标与方法同前。比较两只小鼠表现及死亡时间有无差异。

4. 氰化钾中毒性缺氧

（1）取小鼠 1 只，观察正常表现后，向腹腔注入 0.1% 氰化钾 0.2ml。

（2）观察指标同上。

【注意事项】

1. 缺氧瓶一定要严密，可用凡士林涂抹瓶口。

2. 氰化钾有剧毒，勿沾在皮肤、黏膜上，特别是有破损处，实验后将物品洗涤干净。

3. 小鼠腹腔注射应稍靠左下腹，勿损伤肝脏，也应避免将药液注入肠腔或膀胱。

实验 4　实验性肺水肿

【实验目的】

1. 复制实验性肺水肿。

2. 了解肺水肿的表现及其发生的机理。

【实验对象】

家兔。

【实验材料】

婴儿秤、天平、气管插管、生物机能实验系统、静脉导管及静脉输液装置、颈部小手术器械、听诊器、烧杯、纱布、线、滤纸、兔固定台；生理盐水、1%普鲁卡因、肾上腺素生理盐水（1%肾上腺素 1ml 加生理盐水 9ml）。

【实验方法与步骤】

实验分为实验组和对照组，实验过程中要对比对照组与实验组动物的表现和结果。

1. 实验组

（1）取家兔 1 只，称体重后仰位固定于兔台上，剪去颈部被毛，在 1% 普鲁卡因局麻下切开颈部皮肤，按常规操作，分离气管和一侧颈外静脉，在下面穿一线。切开气管，插入气管插管，准备描记呼吸。把静脉导管连接静脉输液装置，注意排除导管的气体。结扎颈外静脉远心端，在近心端靠近结扎处剪一小口并插入静脉导管，结扎固定。打开静脉输液装置的螺旋夹，如果输液畅通时，即拧紧螺旋夹。

（2）描记一段正常呼吸，并用听诊器听肺的呼吸音，然后输入 37℃ 生理盐水（输入总量按 100ml/kg，输液速度为 180～200 滴/分），待滴注将近完毕立即往输液瓶中加入肾上腺素生理盐水（按肾上腺素含量 0.45mg/kg）。

（3）密切观察呼吸改变和气管插管是否有粉红色泡沫液体流出，并用听诊器听诊肺部有无湿性啰音出现，当证明肺水肿出现时，则夹住气管，处死动物，打开胸腔，用线在气管分叉处结扎（防止肺水肿液流出），在结扎处上方切断气管，小心把心脏及其血管分离（勿损伤肺），把肺取出，用滤纸吸去肺表面的水分后称取肺重，计算肺系数，然后肉眼观察肺大体的改变，并切开肺，观察切面的改变，注意有无泡沫液体流出。

（4）镜下观察肺水肿和正常肺组织切片。

2. 对照组 实验步骤与实验组不同之处是不加肾上腺素，其余步骤和实验组相同。

肺系数计算公式：肺系数 = 肺重量（g）/体重量（kg）。正常兔肺系数为 4～5。

根据实验组和对照组的不同结果，分析肺水肿发生的机理。

【注意事项】

1. 实验兔与对照兔的输液速度应基本一致，输液不要太快，以控制在 180～200 滴/分为宜。

2. 解剖取出肺时，切勿损伤肺表面和挤压肺组织，以防水肿液流出，影响肺系数值。

实验 5　肺顺应性测定

【实验目的】

1. 学习测定离体肺顺应性的方法。

2. 观察肺泡表面张力的改变对肺顺应性的影响。

【实验原理】

肺顺应性（C）是指肺在外力作用下的可扩张性，是衡量肺弹性阻力的一个指标。肺顺应性与肺弹性阻力呈反向关系，弹性阻力大者扩张性小，即顺应性小；相反，弹性阻力小者则顺应性大。肺顺应性可用单位跨肺压引起的肺容积变化来表示，即：

$$肺顺应性（C）= \frac{肺容量变量（\Delta V）}{跨肺压变量（\Delta P）}（L/cmH_2O）$$

肺弹性阻力的 2/3 来源于肺泡内液－气界面的表面张力，如果向肺内注水，消除液－气界面，肺的表面张力消失，肺弹性阻力减小，顺应性增大。

【实验对象】

家兔。

【实验材料】

哺乳动物手术器械 1 套、兔气管插管、软橡胶管、水检压计、50ml 或 100ml 注射器、200ml 烧杯、动脉导管、三通管、止水夹 2 个、试管夹、搪瓷缸、双凹夹、铁架台；肝素、生理盐水。

【实验方法与步骤】

1. 离体兔肺标本的制作　用木棒猛击兔的后脑，将其击昏（也可经股动脉放血或耳缘静脉注射空气致死）。立即切开颈部皮肤及皮下组织，分离气管，在气管上段管壁处切一倒"T"形切口，插入气管插管并用线固定，在插管处的头端剪断气管，将颈部切口延长至胸。提起气管导管小心将肺与胸腔内其他组织分离，取出肺用试管夹夹住气管插管，将肺悬挂于空烧杯中，烧杯中不加生理盐水，肺内切勿注生理盐水。

2. 标本与装置的连接　气管插管的两侧管分别接上 1 寸长的软橡胶管，一侧管通过三通管与 100ml 注射器连接，另一侧管安放止水夹后再与水检压计相连，各连接处用线扎紧以免漏气。水检压计中注入肝素生理盐水，其液平面的高度即"零位"应与肺尖处于同一水平位置。此时肺外压力与大气压相等，可以此作为"零位"，从水检压计读得的水柱数值（厘米水柱）即为跨肺压。实验装置见图 8－3。

3. 向肺内注气与抽气

（1）注气：关闭 C 夹，用 100ml 注射器经三通管注入 50ml 空气并关闭三通管与大气的通路，打开三通管与肺的通路，向肺内缓慢注入 5ml 气体，待水检压计中上升的水柱稳定后读取并记录水柱数值，即跨肺压数值。间隔 30～60 秒后再向肺内缓慢注入 5ml 气体，再读取跨肺压，如此反复，直到肺叶完全张开为止（一般要注入 70～80ml 气体）。

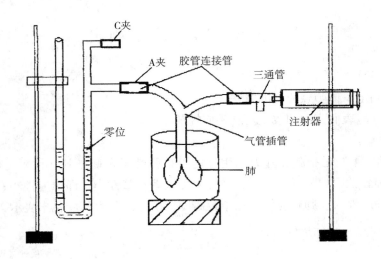

图 8-3   肺顺应性测定装置示意图

（2）抽气：关闭肺与水检压计通路上的止水夹（即图中 A 夹），从肺内缓慢抽出 5ml 气体，打开 A 夹读取跨肺压数值。间隔 30～60 秒再抽出 5ml 气体，再读取跨肺压。如此反复，直至水检压计水位回到"零位"为止。

4. 向肺内注生理盐水和抽生理盐水

（1）赶尽肺内气体（即洗肺）的方法：在烧杯中加入生理盐水，将肺完全淹没。打开 A 夹及 C 夹，向肺内注入 30ml 生理盐水，关闭 A 夹，从肺内抽出生理，打开 A 夹，再向肺内注入生理盐水，关闭 A 夹，再抽出生理盐水。如此反复，直至肺内气体赶尽为止。将水检压计从气管插管处拔离，用硬塑料管向水检压计内注入盐水直至整个水检压计充满。注生理盐水赶尽气管插管处的空气，将其与水检压计连接，关闭 C 夹。从水检压计中抽出生理盐水直至液面与烧杯中液面处于同一水平位，此时水检压计液平面刻度数值即为"零位"，记下此数值。然后关闭 A 夹。

（2）注生理盐水：用注射器抽 50ml 生理盐水向肺内缓慢注入 5ml，打开 A 夹读取跨肺压。间隔 30～60 秒再注入 5ml 生理盐水，读取跨肺压。如此反复直到肺叶完全张开（一般要注入 70～80ml 生理盐水）。

（3）抽生理盐水：关闭 A 夹，从肺内缓慢抽出 5ml 生理盐水，放开 A 夹，读取跨肺压。间隔 30～60 秒，再关闭 A 夹，从肺内抽出 5ml 生理盐水，打开 A 夹，读取跨肺压。如此反复，直至跨肺压降至"零位"为止。

【观察项目】

1. 计算肺静态顺应性、绘图：以跨肺压变化为横坐标，其单位为 cmH_2O，以肺的容量改变为纵坐标，其单位为 ml，分别绘制注气与抽气、注生理盐水与抽生理盐水时的气体压力－肺容积曲线和水压力－肺容积曲线，并将两曲线加以比较。

2. 讨论肺顺应性与肺泡表面张力的关系。

【注意事项】

1. 制备无损伤的气管 – 肺标本，是实验成败的关键。因此，整个手术过程要非常细心。因肺与周围脂肪组织颜色近似，应特别注意。若不慎造成一侧肺漏气时，可将该侧的支气管结扎，用单侧肺进行实验，但实验时抽、注容量应减半。

2. 须用新鲜标本，整个实验中要保持肺组织的湿润。实验装置各接头处不可漏气。

3. 注气或生理盐水时速度不宜太快，量也不宜过多，一般不超过 10ml（双侧肺）。

4. 置肺的容器要大些，以免悬浮着的肺与容器壁接触而造成实验误差。

实验 6　人体肺通气功能的测定

【实验目的】

掌握肺通气功能的测定方法，加深对肺容量各组成部分和肺通气功能常用指标的理解。

【实验原理】

机体在进行新陈代谢时，不断地消耗氧和产生二氧化碳。为了实现机体与环境之间的气体交换，肺必须不断地与外界大气进行通气活动。肺通气是指肺与外界环境之间的气体交换，其功能大小可用交换的气体量来衡量，与肺容量有关。肺可容纳的最大气体量称肺总容量，它由潮气量、补吸气量、补呼气量和余气量 4 个部分组成，除余气量外，各部分气量都可用肺量计测定。测定肺通气功能常用的指标为：肺活量、时间肺活量、每分最大随意通气量。通过肺量计测定人体肺容量和肺通气量来评定肺的通气功能。

1. 最大吸气后，尽力呼出的最大气量为肺活量。其为潮气量、补吸气量和补呼气量三者之和。肺活量是最常用的测定肺通气机能指标之一，反映了一次通气的最大能力。

2. 在一次尽力吸气之后，用力并以最快的速度呼气，计算第 1、2、3 秒末的呼出气量占肺活量的百分数为时间肺活量。时间肺活量既反映了肺的容量，又反映了肺通气的速度和呼吸道的通畅程度，是一个较好的动态指标。

3. 每分最大随意通气量：在实验的条件下，最大限度地做深而快的呼吸，每分钟吸入或呼出的气体量为每分最大随意通气量。每分最大随意通气量可反映肺的全部潜在的通气能力，它是衡量通气功能的重要指标，可以用来评价受试者的通气储备能力。

【实验材料】

单筒肺量计或 FGC – A⁺肺功能测试仪、橡皮吹嘴、鼻夹、75% 乙醇、氧气、钠石灰、棉球等。

【实验方法与步骤】

1. 单筒肺量计的结构和原理　单筒肺量计主要由一对套在一起的圆筒组成。外筒是一层夹水槽，夹层中装满清水，内筒中有进出 2 个通气管，远端有三通活门与外界相通，当活门开放时，呼吸气可经通气管进出肺量计，使倒置于水槽中的内筒随之上下移动，这时经滑轮与内筒相对的平衡锤上安装的描笔便可在记录纸上记录出呼吸气量变化的曲线。在仪器内装有可吸收呼出气中二氧化碳的钠石灰。专用记录纸上印有表示容积和表示走纸速度的直格与横格（一小直格为 100ml，一横格为 25ml）。

2. 单筒肺量计测肺通气功能 打开肺量计进气阀门，上提浮筒，使筒内充灌 4～5L 空气，然后关闭阀门。受试者将消毒处理过的橡皮吹嘴放置于口腔前庭，并用牙齿咬住吹嘴上的两个突起。用鼻夹夹鼻或用手捏鼻。受试者先将三通开关转向外界，练习用口呼吸，待受试者习惯用口呼吸后，再接通肺量计，进行各项测定。

（1）肺容量组分的测定

①潮气量：开动慢鼓（0.83mm/s），受试者的呼吸将随呼吸气量的变化描记在记录纸上。描记几次平静呼吸曲线，吸气或呼气量的平均值即为潮气量。

②补吸气量：描记从一次平静吸气之末起，继续做一次最大限度吸气，所能吸入的气量即为补吸气量。

③补呼气量：描记从一次平静呼气之末起，继续呼气直至不能再呼出为止的气量，即为补呼气量。

（2）肺活量的测定：开动慢鼓（0.83mm/s），描记受试者做最大限度深吸气后所尽力呼出的气体量，此气量即为肺活量。

（3）时间肺活量的测定：开动慢鼓（0.83mm/s），记录平静呼吸 3～4 次后，令受试者做最大限度的深吸气，在吸气之末屏气 1～2 秒，此时开动快鼓（25mm/s），描记以最快速度尽力深呼气至不能再呼时的气量，并计算呼气后第 1 秒、第 2 秒和第 3 秒终末时的呼气量各占全部呼出气量的百分率。

（4）最大通气量的测定：开动中速鼓（1.67mm/s），受试者在 15 秒内做最深最快呼吸，计算 15 秒内呼出或吸入的气量，乘以 4，即为每分钟最大随意通气量（L/min）。

实验7 针刺、艾灸对实验性肺水肿家兔呼吸状态的影响

【实验目的】

1. 掌握肺水肿动物模型制作方法。

2. 观察针刺、艾灸同一腧穴对呼吸状态的影响；针刺、艾灸不同腧穴对呼吸状态的影响。

【实验对象】

健康成年家兔 2～2.2kg。

【实验材料】

BL-420E 生物信号采集系统、张力传感器、兔台、手术器械 1 套、气管套管、5ml 和 1ml 注射器、15mm 毫针、艾条、纱布、缝线、棉球；20% 氨基甲酸乙酯、50% 葡萄糖注射液、生理盐水等。

【实验方法与步骤】

1. 家兔称重，按 4ml/kg 由耳缘静脉注入 20% 氨基甲酸乙酯麻醉家兔，将兔仰位固

定在解剖台上，并在颈部剪毛备用。

2. 做气管切开后插入气管插管。

3. 剪去上腹部兔毛，在剑突下皮下引一缝线挂在张力传感器的杠杆上并且绷紧。将张力传感器调试好，连接生物信号采集系统，5 分钟后开始记录其正常呼吸波形。

4. 由气管沿管壁缓慢注入 50% 葡萄糖注射液 0.5～1ml，分别记录注入葡萄糖后即刻、5 分钟、10 分钟时的呼吸波形，观察其呼吸频率、幅度的变化。

5. 毫针刺"素髎"穴，平补平泻，捻转（捻转角度 90°～180°）5 分钟后出针，分别记录行针时及取针后 5 分钟、10 分钟、15 分钟呼吸波形。

6. 艾灸"素髎"穴，正对穴位处距皮肤 1.5～2cm 温和灸 5 分钟，同时记录艾灸时及灸后 5 分钟、10 分钟、15 分钟呼吸波形。

7. 针刺、艾灸家兔的"足三里"穴，实验步骤同 5、6。

【注意事项】

1. 实验过程中应注意对家兔保温。

2. 毫针刺时，用力要均匀一致。

3. 在灸的过程中，艾条距皮肤距离应保持一致。

4. 实验过程中，呼吸波形如接近正常状态时，可向气管内补注 50% 葡萄糖注射液 0.5ml。

【思考题】

1. 毫针刺法、艾灸对家兔呼吸状态各有什么影响？

2. 毫针刺法、艾灸同一腧穴对家兔呼吸状态有什么不同影响？

3. 毫针刺法、艾灸不同腧穴对家兔呼吸状态有什么不同影响？

第九章 消化系统实验

实验 1 家兔胃运动的观察

【实验目的】

观察兔胃的自主运动曲线，研究神经、体液因素及针刺对胃运动的影响。学习描记胃运动的实验方法。

【实验原理】

在体内，胃的运动受神经、体液因素的调节。神经调节中，副交感神经通过释放乙酰胆碱使其运动加强，交感神经通过释放去甲肾上腺素使其运动减弱。针刺"足三里"也能影响胃的运动。

【实验对象】

家兔。

【实验材料】

哺乳类动物手术器械，兔手术台，保护电极，压力换能器，小号导尿管，三通开关，注射器（20ml、1ml），3～6cm 针灸针，生物信号采集系统；25% 氨基甲酸乙酯、0.01% 乙酰胆碱、0.01% 肾上腺素、0.1% 阿托品、生理盐水。

【实验方法与步骤】

1. 手术

（1）麻醉和固定：用 25% 氨基甲酸乙酯按 4ml/kg 由兔耳缘静脉注射，待动物麻醉后，取仰位固定于兔手术台上。

（2）气管插管：参见第八章实验 1。

（3）分离迷走神经：分离两侧颈部迷走神经，穿线备用。

2. 描记胃运动

（1）胃内插管：将前端缚有小橡皮囊的导尿管由口腔经食管插入胃内。一般家兔插入约 20cm 左右。

（2）将胃内插管经三通开关连到压力换能器（套管内不充灌生理盐水）。由打气球从三通开关的侧管打入气体，使囊内压力上升到 1kPa 左右，关闭三通开关的侧管，即可描记胃运动。

3. 连接实验仪器装置　胃内插管的压力换能器连接生物信号采集系统，记录胃运动曲线。

【观察项目】

1. 记录正常胃运动曲线。

2. 针刺"足三里"穴："足三里"穴在家兔胫前结节下1cm，向外0.5cm处。针刺"足三里"穴，留针15分钟，并经常捻转。观察、记录针刺"足三里"穴对胃运动曲线的影响。

3. 刺激迷走神经：电刺激左侧迷走神经，观察、记录电刺激左侧迷走神经对胃运动曲线的影响。

4. 注射乙酰胆碱：由耳缘静脉注射0.01%乙酰胆碱0.5ml，观察、记录注射乙酰胆碱对胃运动的影响。

5. 注射肾上腺素：由耳缘静脉注射0.01%肾上腺素0.3ml，观察、记录注射肾上腺素对胃运动曲线的影响。

6. 注射阿托品：先刺激迷走神经，胃运动明显增强时，从耳缘静脉注射0.1%阿托品0.5~1ml，观察、记录注射阿托品对胃运动曲线的影响。

【注意事项】

1. 动物麻醉宜浅，可用低于5ml/kg的剂量进行麻醉。

2. 胃内插管时，注意兔气管插管的手术口，防止插管插入气管。

3. 每步实验后，待胃运动曲线恢复正常后，再进行下一步实验。

【思考题】

1. 试用中医理论解释针刺"足三里"穴对胃运动的影响。

2. 刺激迷走神经对胃运动曲线有何影响？简述其作用机制。

3. 注射乙酰胆碱、肾上腺素和阿托品对胃运动曲线各有何影响？为什么？

实验2　消化道平滑肌生理特性及药物对离体肠的作用

【实验目的】

1. 掌握家兔离体小肠标本制作方法。

2. 了解小肠平滑肌一般生理特性。

3. 观察某些因素对离体小肠活动的影响。

【实验原理】

消化道平滑肌具有自动节律性，较大的伸展性，对化学物质、温度改变及牵张刺激较为敏感等生理特性。离体小肠平滑肌在适宜的环境中可保持其生理活性，仍能进行节律性活动，并随环境变化呈现不同的反应。本实验观察离体小肠平滑肌在模拟内环境（离子成分、晶体渗透压、酸碱度、温度、氧分压等方面类似于内环境）中的活动，同时研究某些神经、体液因素及某些药物对消化道平滑肌各生理特性的影响。

【实验对象】

家兔。

【实验材料】

哺乳类动物手术器械、BL-420生物信号采集系统、恒温平滑肌槽、氧气瓶、螺旋夹、张力换能器、烧杯、温度计、乳胶管；0.01%肾上腺素、0.01%乙酰胆碱、1mol/L氢氧化钠溶液、1mol/L盐酸普萘洛尔溶液、0.01%阿托品溶液、台氏液、无钙台氏液。

【实验方法与步骤】

1. 恒温平滑肌槽的准备　在恒温平滑肌槽的中心管加入台氏液，外部容器中加装温水，开启电源加热，浴槽温度将自动稳定在38℃左右。将浴槽通气管与氧气瓶相连接，调节橡皮管上的螺旋夹，使气泡一个接一个地通过中心管，为台氏液供氧。

2. 离体小肠标本制作　木槌猛击兔头枕部，使其昏迷后，迅速剖开腹腔，以胃幽门与十二指肠交界处为起点，先将肠系膜沿肠缘剪去，再剪取20～30cm肠管。肠段取出后，置于38℃左右台氏液内轻轻漂洗，在肠管外壁用手轻轻挤压以除去肠管内容物。当肠腔内容物洗净后，用38℃左右的台氏液浸浴，当肠管出现明显活动时，将其剪成约3cm长的肠段。实验时，取出一段长约3cm的肠段，用线结扎其两端，迅速将小肠一端的结扎线固定于通气管的挂钩上，另一端固定于张力换能器上。适当调节换能器的高度，使肠段勿牵拉过紧或过松。

3. 连接实验仪器装置　张力换能器接到生物信号采集系统，记录离体小肠平滑肌的收缩曲线。

【观察项目】

1. 自动节律性收缩：描记一段离体小肠平滑肌的自动节律性收缩曲线。注意基线的水平，收缩曲线的基线升高，表示小肠平滑肌紧张性升高；相反，收缩曲线的基线下移，表示紧张性降低。同时应观察收缩曲线的节律、波形、频率和幅度。

2. 温度的影响：将浴槽中的台氏液更换成25℃台氏液，观察指标同上。再更换成42℃台氏液，观察小肠平滑肌收缩曲线的变化。最后再更换成38℃台氏液，待小肠平滑肌的收缩曲线恢复正常后，再进行以下各项实验（均在38℃条件下进行）。

3. 乙酰胆碱的作用：用滴管向浴槽内滴0.01%乙酰胆碱溶液2滴，观察指标同上。观察到明显效应后，立即从浴槽排水管放出含有乙酰胆碱的台氏液，加入新鲜的38℃台氏液，重复更换2～3次，使残留的乙酰胆碱达到无效浓度。待小肠平滑肌的收缩曲线恢复至对照水平时，再进行下一项试验（以下各项均以同样方法进行洗涤）。

4. 阿托品的作用：用滴管向浴槽内滴入0.01%阿托品2～4滴，观察指标同上。观察到明显效应后，再加入0.01%乙酰胆碱溶液2滴，观察小肠平滑肌的收缩曲线有无变化，更换台氏液。

5. 肾上腺素的作用：在浴槽中加入0.01%肾上腺素溶液2滴，观察小肠平滑肌的收缩曲线有无变化，更换台氏液。

6. 盐酸普萘洛尔的作用：在浴槽中加盐酸普萘洛尔1mg，观察指标同上。观察到明显效应后，再加入0.01%肾上腺素溶液2滴，观察小肠平滑肌的收缩曲线有无变化，更换台氏液。

7. 盐酸的作用：在浴槽中加1mol/L盐酸溶液2滴。观察小肠平滑肌的收缩曲线有无变化，更换台氏液。

8. 氢氧化钠的作用：在浴槽中加1mol/L氢氧化钠溶液2滴，观察小肠平滑肌的收缩曲线有无变化。

9. 用38℃无钙台氏液冲洗肠段至少3次，更换新鲜的38℃无钙台氏液，观察肠段活动变化。

10. 向38℃无钙台氏液内加入0.01%乙酰胆碱溶液2滴，观察肠段活动变化。如无反应，1分钟后用正常含钙台氏液冲洗3次，观察自发性收缩是否恢复。

【注意事项】

1. 实验动物应先禁食24小时，于实验前1小时饲喂食物。

2. 实验过程中应力求保持台氏液的温度稳定、液面的高度固定、通氧速度恒定。实验中可根据平滑肌的反应曲线改变各药液的加入量，实验效果明显后，更换台氏液要快，以免平滑肌出现不可逆反应。

【思考题】

1. 阿托品、盐酸普萘洛尔、乙酰胆碱、肾上腺素对小肠平滑肌的收缩曲线有何影响？根据哺乳类动物小肠平滑肌的神经支配及神经递质的知识，讨论这些药品引起小肠平滑肌收缩曲线改变的机制。

2. 温度、酸碱度改变对小肠平滑肌收缩曲线有何影响？讨论小肠内理化环境与小肠平滑肌生理特性间的关系。

3. 加入阿托品后再加乙酰胆碱，或加入盐酸普萘洛尔后再加肾上腺素对小肠平滑肌的收缩曲线各有何影响？为什么？如将加药顺序颠倒，小肠平滑肌的收缩曲线将如何改变？为什么？

实验3 传出神经系统药物对离体兔肠的作用

【实验目的】

1. 掌握离体平滑肌的实验方法。

2. 观察肾上腺素、酚妥拉明、乙酰胆碱、阿托品等药物对离体兔十二指肠平滑肌的作用，分析其作用原理。

【实验原理】

离体小肠平滑肌在适宜的环境中可保持其生理活性，仍能进行节律性活动。家兔小肠平滑肌分布有M、α、β受体，M受体激动，平滑肌收缩幅度、张力均增加；α、β受体兴奋，平滑肌松弛。受体阻断药作用相反。藿香正气水在临床上用于治疗暑湿引起的脘腹胀痛、胃肠平滑肌痉挛等症。

【实验对象】

家兔。

【实验材料】

恒温平滑肌浴槽，注射器（1ml、2ml、5ml、20ml），烧杯，培养皿，手术器械，棉线，张力换能器（量程为 25g 以下），BL-420 生物信号采集系统等；台氏液、0.01% 肾上腺素、2.5% 酚妥拉明、0.1% 乙酰胆碱（或 0.1% 毒扁豆碱）、0.1% 阿托品、藿香正气水。

【实验方法与步骤】

1. 调节仪器　向平滑肌浴槽中加台氏液，将水浴温度调节至 38℃ ±0.5℃，通入氧气（2~3 个气泡/秒）。

2. 制备离体兔肠

（1）取家兔 1 只，由耳缘静脉注入空气处死，然后迅速剖开腹腔，自幽门下剪一段十二指肠，沿肠壁剪去肠系膜，用注射器吸取台氏液轻柔地将肠内容物洗净，放入台氏液内保养。

（2）取肠管一段（2~3cm），两端结扎（勿将肠管口全部封死），一端的棉线固定于通气钩上，将通气钩及肠肌放入盛有 38℃ 台氏溶液的平滑肌浴槽内，另一端的长线连接于张力换能器，调节换能器高度，使肠段勿牵拉过紧或过松。将张力换能器连接于 BL-420 生物信号采集系统，记录肠平滑肌收缩曲线。

3. 给药　先描记肠平滑肌正常收缩曲线后，依次给下列药物，并记录给药后的曲线变化。

（1）加入 0.01% 肾上腺素 0.1ml，待作用明显后，加入 2.5% 酚妥拉明 0.1ml，观察曲线变化。用台氏液冲洗 3 次，待肠收缩恢复正常时加入下一药物。

（2）加入 0.1% 乙酰胆碱 0.5ml，待作用显出最大强度时，加入 0.1% 阿托品 0.5ml，观察曲线变化。5 分钟后再加入 0.1% 乙酰胆碱 0.5ml，观察变化。用台氏液冲洗 3 次，待肠收缩恢复正常时加入下一药物。

（3）加入 0.1% 乙酰胆碱 0.5ml，待作用显出最大强度时，加入 1~2 滴藿香正气水，观察变化。

【观察项目】

描记整个实验过程的肠收缩曲线，观察收缩曲线的节律、波形、幅度和频率的变化。

【注意事项】

1. 实验动物应先禁食 24 小时，于实验前 1 小时饲喂食物。

2. 实验过程中注意保持平滑肌浴槽的温度需恒定、液面的高度固定、通氧速度恒定。

3. 操作时应避免牵拉肠管，造成肠管活性差。

4. 调节好张力换能器连接线的紧张度，一旦调节好，在给药的过程中不要再调动，否则给药前后没有可比性。

5. 给药时将药液直接加入平滑肌浴槽内，不要碰线。

6. 实验中可根据平滑肌的反应曲线改变各药液的加入量，实验效果明显后，更换台氏液要快，以免平滑肌出现不可逆反应。

【思考题】

1. 根据实验结果，解释药物的作用机理。

2. 影响离体肠肌实验结果的因素有哪些？

实验 4　生大黄、大承气汤对小鼠肠运动的影响（炭末法）

【实验目的】

观察大承气汤全方、单味大黄对小鼠肠管运动的影响，掌握实验方法。

【实验原理】

大承气汤属寒下剂，内含大黄，单味大黄有泻下作用。大承气汤用大黄配伍芒硝、枳实、厚朴之后给小鼠口服，能刺激肠蠕动加速，肠腔内水分量增加，肠内容物向远端推进速度加快，最终导致腹泻，即泻下，故对肠胃实热有"釜底抽薪，急下存阴"之功效。利用黑色墨水作为指示剂，观察给药后墨水在肠道推进距离，以及肠容积重量的变化，比较大承气汤全方与单味大黄的作用强度和作用机理。

【实验对象】

小鼠。

【实验材料】

手术剪、眼科镊、直尺、小鼠灌胃针头、1ml 注射器、烧杯、天平、蛙板；50% 碳素墨水承气汤水煎液 1g/ml、50% 碳素墨水单味大黄水煎液 1g/ml、50% 碳素墨水生理盐水溶液、苦味酸液。

【实验方法与步骤】

取禁食 20～24 小时的 15 只小鼠，随机分为 3 组，每组 5 只，称重，编号。分别用上述 3 种含墨汁药液给小鼠灌胃，每只 0.3ml/kg。给药 30 分钟后断颈椎处死，打开腹腔分离肠系膜，剪取上端至幽门、下端至回盲部的肠管，置于蛙板上。轻轻将肠管拉成直线，测量肠管长度作为"肠管总长度"。从幽门至墨汁前沿的距离作为墨汁在肠内"推进距离"。取各组 5 只小鼠平均值，用公式计算墨汁推进百分率，并注意观察各组肠管容积是否增大、重量是否改变。

$$墨汁推进率 = \frac{墨汁在肠内推进距离（cm）}{肠管全长（cm）} \times 100\%$$

【观察项目】

将各所得数值填入下表：

大承气汤、单味大黄对小鼠肠运动的影响（$\overline{X} \pm SD$）

组别	肠管总长度（cm）	墨汁推进距离（cm）	墨汁推进率	肠容积	重量
大承气汤组					
单味大黄组					
生理盐水用					

【注意事项】

1. 小鼠标记要清楚。

2. 记录灌药起止时间要准确。灌胃从小鼠口角沿上腭轻轻插入，无阻力落空后，注射药物。

3. 处死动物时间要准确、同一。剖腹时动作要轻，不要把肠管剪断。

【思考题】

1. 大承气汤峻下热结的功效体现了"釜底抽薪"的治疗法则，其机理是什么？

2. 大承气汤为何要4味药相配？

实验5 氨在肝性脑病发病机理中的作用

【实验目的】

1. 复制急性肝功能不全的动物模型。

2. 观察血氨升高在肝性脑病发病机理中的作用。

【实验原理】

肝性脑病（hepatic encephalopathy）是继发于严重肝病所引起的神经精神综合征，其临床症状重，病死率高。肝性脑病发病机制复杂，目前有氨中毒学说、假性神经递质学说、血浆氨基酸失衡学说及 γ-氨基丁酸学说等。据统计，约80%肝性脑病患者具有血氨升高表现，使氨中毒学说在肝性脑病的发病机制中占有最重要的地位。本实验采用家兔肝大部分切除术，复制急性肝功能不全的动物模型，造成肝解毒功能急剧降低，在此基础上经十二指肠灌入复方氯化铵溶液，导致肠道中氨生成增多并吸收入血，引起家兔血氨迅速升高，出现震颤、抽搐、昏迷等类似肝性脑病症状，通过与假手术组家兔比较，证明氨在肝性脑病发病机制中的作用以及肝脏在解毒作用中的重要地位。

【实验对象】

家兔。

【实验材料】

手术器械，5ml、20ml 注射器各 1 个，粗棉线；1% 普鲁卡因、复方氯化铵溶液、复方氯化钠溶液。

【实验方法与步骤】

本实验分为实验组、假手术组和对照组。

1. 取家兔 1 只称重，仰位固定于兔台，剪去腹壁正中的毛。

2. 在上腹正中皮下做局部浸润麻醉，从胸骨剑突下起，沿腹白线做上腹正中切口，切口长 5~6cm。

3. 打开腹腔后，即可见位于右上腹的红褐色肝脏，向下压肝，剪断肝与横膈之间的镰状韧带，再将肝叶向上翻，用手剥离肝胃韧带。

4. 用粗棉线结扎肝左叶，左中叶、右中叶和方形叶的根部，使之血流阻断。待上述肝叶变成暗褐色后用组织剪剪去 4 叶肝脏（仅留下右外叶和尾状叶），完成肝大部分切除手术（图 9-1）。

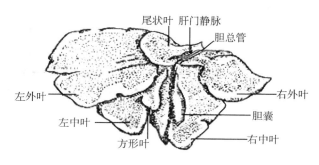

图 9-1　兔的肝脏（背侧面）

5. 沿胃幽门找出十二指肠，穿一根极粗棉线备用，用皮钳对合夹住腹壁切口关闭腹腔。

6. 观察家兔一般情况，角膜反射及对疼痛刺激的反应等。

7. 用 5ml 注射器和 6 号针头抽取复方氯化铵溶液，每隔 5 分钟向十二指肠腔内远心端注入，每次 5ml，仔细观察动物情况，有无反应性增强，直至痉挛发作为止。记录所用的复方氯化铵溶液总量，并计算每千克体重的用量。

8. 另取家兔 1 只称重后，在局麻下做与实验组兔同样的手术，但不做肝切除术，作为假手术对照，同样找出十二指肠后穿线备用。观察动物一般情况，每隔 5 分钟向十二指肠腔内注入复方氯化铵溶液 5ml，直至痉挛发作为止，记录所用药的总量及千克体重的用药量。

9. 再取家兔 1 只称重后，在局麻下做肝部分切除术及分离十二指肠穿线备用，术后每隔 5 分钟向十二指肠腔内注入复方氯化钠溶液 5ml，观察动物有无异常，并与上述实验进行比较。

【注意事项】

1. 剪镰状韧带时，谨防刺破横膈。游离肝脏时，动作宜轻柔，以免肝叶破裂出血。结扎线应扎于肝叶根部，避免拦腰勒破肝脏。

2. 复方氯化铵溶液切勿漏入腹腔。

3. 一旦出现抽搐，停用复方氯化铵溶液。

【思考题】

1. 肝叶大部分切除的目的是什么？

2. 复方氯化铵溶液的作用是什么？

第十章　代谢实验

实验1　小鼠能量代谢的测定

【实验目的】

学习封闭式间接测量能量代谢的实验方法；测定甲状腺素对基础代谢率的影响。

【实验原理】

能量代谢是指体内物质代谢过程中所伴随着的能量释放、转移、储存和利用的过程。能量代谢之间具有严格的依存关系，所以通过测定耗氧量即可间接地推算出能量代谢。在内分泌的各种激素中，甲状腺激素能明显促进机体许多组织细胞氧化分解过程，增加机体的耗氧量和产热量，使机体基础代谢率显著增高。

【实验对象】

小鼠。

【实验材料】

广口瓶、橡皮塞、玻璃管、橡皮管、弹簧夹、水检压计、10ml注射器、甲状腺素、计时器、钠石灰、液体石蜡。

【实验方法与步骤】

1. 动物分组和实验前准备　实验前4天，将实验用小鼠按性别、体重均匀地分为两组——对照组和实验组。实验组的小鼠每天饲服甲状腺素两次，每次20mg，共3天。以同样方法给对照组的小鼠饲服与甲状腺素等量的饲料。实验动物应禁食、禁水12~24小时。

2. 连接实验仪器装置　实验装置如图10-1，用打孔器在广口瓶塞上打两个孔，插入相应口径的玻璃管，玻璃管连接橡皮管，再分别连接注射器和水检压计。用液体石蜡密封可能漏气的接口处，使该装置连接严密而不漏气（在注射器内也应涂抹少量液体石蜡，以防止漏气）。水检压计内的水柱染成红色。注射器内装10ml纯氧。

3. 开始实验　将1只小鼠放入广口瓶内，盖紧广口瓶瓶塞。

【观察项目】

1. 测定消耗10ml氧所需要的时间　待小鼠安静后，夹闭A夹，同时打开三通接头夹，将注射器筒芯向前推进2~3ml，并开始计时。此时可见水检压计与大气相通侧液

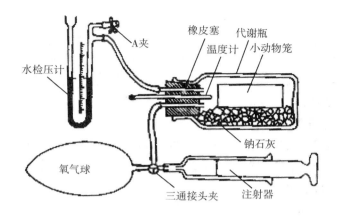

图 10 - 1   小鼠能量代谢实验装置

面上升。待液面回降至原水平时，再将注射器筒芯推进 2 ~ 3ml，如此重复，直至共推入 10ml 氧为止。待水检压计两边的水柱液面回降到原水平时，记下全程时间，即为消耗 10ml 氧所需要的时间（T 分钟）。

2. 计算能量代谢率

能量代谢率 = 每分钟产热总量 ×60/体表面积（m^2）

小鼠体表面积的计算公式为：$m^2 = 0.0913 \times$ 体重（kg）

假定小鼠呼吸商为 0.82，每消耗 1L 氧所产生的热量为 4.825×4.184kJ。

3. 实验结果进行统计学处理   本实验中对照组能量代谢率和实验组能量代谢率，用 t 检验法进行统计学处理。

【注意事项】

1. 钠石灰要新鲜干燥。

2. 在实验开始前要预先检查实验装置是否漏气。

3. 动物的能量代谢上午、下午不同，与室温也有关系，应予以注意。

【思考题】

1. 间接测量能量代谢的原理是什么？

2. 广口瓶中放钠石灰的作用是什么？为什么一定要用新鲜干燥的钠石灰？

实验 2   麻黄汤对正常大鼠足跖汗液分泌的影响（着色法）

【实验目的】

了解麻黄汤对正常大鼠足跖汗液分泌的影响及发汗的强度。

【实验原理】

大鼠足跖部肉垫上有汗腺分布，其汗液分泌的多少可利用碘与淀粉遇汗液即可产生紫色的机理，观测汗液分泌的变化。

【实验对象】

大鼠。

【实验材料】

大鼠固定器、固定架、放大镜；麻黄汤水煎液（麻黄 9g，桂枝 6g，杏仁 9g，甘草 3g）按常制备，但需取馏出液，占总药液的 1/5；蒸馏水、无水乙醇、和田 - 高垣氏试剂（配制方法：A 液：取碘 2g 溶于 100ml 无水乙醇即成；B 液：取可溶性淀粉 50g，蓖麻末 100ml，两者均匀混合即成）。

【实验方法与步骤】

取体重相近的成年大鼠，用棉签蘸取无水乙醇轻轻将足跖部污物擦洗干净，称重、编号、随机分组，分别灌服麻黄汤水煎液 1ml/100g、蒸馏水（等体积）和皮下注射毛果芸香碱溶液（3.5mg/100g）。给药后将大鼠分别置入大鼠固定器内，仰位固定，暴露双后肢（为避免后肢缩回固定器内，可用胶布条轻轻地将其双后肢固定在固定器上）。给药 30 分钟时将各组大鼠足部原有的和由于固定时挣扎所致的汗液用干棉签轻轻拭干，于大鼠足部皮肤涂上和田 - 高垣氏试剂 A 液，待汗点出现后，涂上和田 - 高恒氏试剂 B 液。每 5 ~ 10 分钟记录 1 次汗点出现数。

【观察项目】

实验结束后将数据进行统计学处理，即可比较各组间的差异。

【注意事项】

1. 本实验宜在恒温、恒湿条件下进行，室温控制在 26℃ ±1℃。

2. 实验前最好先将大鼠进行进鼠筒训练，固定大鼠时，操作应轻柔，避免大鼠挣扎出汗。

3. 观测汗点出现时间，在一次实验中应一致。

4. 大鼠足跖部汗腺主要分布在足肉垫上，足关节也有分布，足掌心则缺乏。

5. 为加强药效，在给药 1 小时后可加强 1 次。

6. 本实验也可用小鼠进行。

【思考题】

麻黄汤对正常大鼠足跖部汗液的分泌有何影响？为什么？

实验 3　白虎汤对啤酒酵母致大鼠发热的影响

【实验目的】

了解白虎汤对啤酒酵母致大鼠发热的影响及解热药的药效作用。

【实验原理】

白虎汤为清热泻火的代表方剂，对于阳明热盛或外感热病气分热盛证具有清热泻火、生津止渴的作用。本实验是应用注射外源性致热因子，使机体产生和释放内热原而致动物体温升高，由此观察药物的降温作用。

【实验对象】

Wistar 系大鼠，雌雄各半。

【实验材料】

肛表、凡士林；10%鲜啤酒酵母悬浮液〔取新鲜啤酒酵母若干，用生理盐水反复洗涤，经两次离心（3000rpm，20分钟）后去上清液，用生理盐水配成10%悬浮液〕，白虎汤水煎液1g/ml（生石膏50g，知母20g，甘草5g，粳米25g）。

【实验方法与步骤】

大鼠称重标记后，先测量正常肛温2～3次（一般为36.5℃～38℃），取平均值为正常体温，随机分为两组。每只大鼠从背部皮下注射10%鲜啤酒酵母悬浮液3ml/kg，每隔1小时测量一次肛温，待体温升高1℃左右时（需4～6小时）开始给药。实验组给予白虎汤水煎液，灌胃10ml/kg；对照组灌胃等容积生理盐水。给药后每隔30分钟测量一次肛温，观察体温变化情况。

【观察项目】

测量给药后1、1.5、2小时体温，将实验结果填入下表。

白虎汤对啤酒酵母致大鼠发热的影响（$\overline{X} \pm SD$）

组别	体温变化（℃）					
	正常	致热后	给药后（分钟）			
			30	60	90	120
对照组						
白虎汤水煎液						

【注意事项】

1. 肛表涂液体石蜡或凡士林，插入肛门约2cm（至35℃刻度）为宜，放置3分钟，动物应安静，否则影响体温。

2. 致热后体温上升不到0.8℃的大鼠应剔除。

3. 大鼠体重以150～200g为宜，体重过小或过大对发热刺激反应低。

4. 实验室温度在20℃～25℃为宜。

5. 关于发热实验的动物选择，最常用家兔，因其发热反应较典型、稳定。但大鼠较经济，发热反应也是比较稳定的。

6. 外源性致热因子种类甚多，常用的有伤寒、副伤寒菌苗，伤寒杆菌或大肠杆菌内毒素，大肠杆菌菌液，新鲜牛乳（均静脉注射）等，还有鲜啤酒酵母悬浮液及2，4-二硝基苯酚（皮下注射），均有很好的致热作用，一般在注射后1小时体温开始升高。可以根据实验条件选用。

【思考题】

白虎汤对啤酒酵母致大鼠发热有何影响？为什么？

实验 4　药物剂量和给药途径对药物作用的影响

一、硫酸镁

【实验目的】

观察硫酸镁不同给药途径对药物作用的影响和钙镁对抗作用。

【实验原理】

药物给药途径不同，体内过程不同，生物利用度不同。解离型药物口服和注射给药可产生不同的药理作用。钙镁有竞争性拮抗作用。

【实验对象】

家兔。

【实验材料】

10ml、20ml、50ml 注射器，导尿管，开口器，小烧杯，棉花球；5% 硫酸镁溶液，2.5% 氯化钙溶液。

【实验方法与步骤】

1. 取家兔 2 只，称重，观察给药前呼吸与肌张力情况。

2. 甲兔耳缘静脉缓慢注射 5% 硫酸镁 3.5ml/kg（175mg/kg），如见肌张力下降和呼吸抑制，立即静脉注射 2.5% 氯化钙 2ml/kg（50mg/kg），观察肌张力与呼吸变化。

3. 乙兔灌胃 5% 硫酸镁 16ml/kg（800mg/kg），与甲兔反应进行比较。

【观察项目】

硫酸镁不同给药途径对药物作用的影响及钙镁对抗作用

组别	体重（kg）	硫酸镁						氯化钙（50mg/kg）	
		剂量（ml）	给药途径	给药前		给药后			
				肌张力	呼吸	肌张力	呼吸	肌张力	呼吸
甲									
乙									

【注意事项】

1. 兔耳缘静脉注射硫酸镁时，必须缓慢，2~3 分钟注射完，否则中毒严重难以解救。

2. 注射硫酸镁前，应先将氯化钙抽在注射器内，注射硫酸镁后注射针头不要抽出，以供及时注射氯化钙抢救。

【思考题】

1. 口服硫酸镁有何作用？机理是什么？

2. 硫酸镁静脉注射致肌张力下降的原因及氯化钙抢救原理是什么？

二、戊巴比妥钠

【实验目的】

观察相同给药剂量但不同给药途径对戊巴比妥钠作用的影响。

【实验原理】

药物给药剂量相同但给药途径不同，吸收量不同，对生物利用度有影响，故效应也有区别。

【实验对象】

小鼠。

【实验材料】

1ml 注射器、天平、鼠笼；0.4% 戊巴比妥钠溶液、0.8% 戊巴比妥钠溶液。

【实验方法与步骤】

1. 取小鼠 4 只，称重，编号。

2. 1 号鼠腹腔注射 0.4% 戊巴比妥钠 0.1ml/10g（40mg/kg），2 号鼠灌胃 0.4% 戊巴比妥钠 0.1ml/10g（40mg/kg），3 号鼠腹腔注射 0.8% 戊巴比妥钠 0.1ml/10g（80mg/kg），4 号鼠灌胃 0.8% 戊巴比妥钠 0.1ml/10g（80mg/kg）。

【观察项目】

以翻正反射消失作为睡眠指标，观察不同给药剂量和给药途径的药物对动物睡眠的潜伏期和睡眠时间的影响。

戊巴比妥钠不同给药剂量和给药途径对小鼠睡眠的影响

动物编号	体重（g）	剂量（mg/kg）	给药途径	给药时间	入睡时间	苏醒时间	潜伏期（分）	睡眠时间（分）
1		40	腹腔注射					
2		40	灌胃					
3		80	腹腔注射					
4		80	灌胃					

【思考题】

口服与注射给药，药理作用在何种情况下有质的区别？何种情况下仅有量的区别？为什么？

实验 6　药酶诱导剂、药酶抑制剂及肝功能对戊巴比妥钠催眠作用的影响

【实验目的】

观察药酶诱导剂苯巴比妥钠、药酶抑制剂氯霉素和肝功能对戊巴比妥钠催眠时间的影响。

【实验原理】

苯巴比妥钠可诱导肝药酶活性，可使戊巴比妥钠在肝微粒体的氧化代谢加速，药物

浓度降低，表现为戊巴比妥钠药理作用减弱，即睡眠潜伏期延长，睡眠时间缩短。而氯霉素则相反，能抑制肝药酶活性，导致戊巴比妥钠药理作用增强，即睡眠潜伏期缩短，睡眠时间延长。

四氯化碳可使肝细胞坏死，造成肝功能损害，可作为中毒性肝炎的动物模型，用于观察肝脏功能状态对药物作用的影响。戊巴比妥钠主要经肝脏代谢而消除，当肝脏功能状态不同时其消除的快慢则不同。肝功能状态可以明显改变戊巴比妥钠的作用时间。

【实验对象】

小鼠，18~22g。

【实验材料】

1ml 注射器、小鼠灌胃器、电子天平、秒表、鼠盒、小烧杯、手术剪、小镊子；生理盐水、0.75% 苯巴比妥钠、0.5% 氯霉素、0.5% 戊巴比妥钠、0.2% 四氯化碳溶液。

【实验方法与步骤】

1. 实验前 48 小时取小鼠 6 只，随机分为对照组（甲组）、药酶抑制组（乙组）、药酶诱导组（丙组），甲组及乙组均腹腔注射（ip）10ml/kg 生理盐水，每日 1 次。丙组腹腔注射 75mg/kg 苯巴比妥钠，每日 1 次。

2. 急性肝功能损害模型鼠的建立：实验前 24 小时取体重相近的正常小鼠 2 只用 0.2% 四氯化碳油剂 0.1ml/10g 皮下注射（sc）造模（丁组）。

3. 实验前半小时乙组腹腔注射 0.5% 氯霉素 10ml/kg（50mg/kg），其余组腹腔注射生理盐水对照。

4. 甲、乙、丙、丁四组小鼠分别腹腔注射 0.5% 戊巴比妥钠 10ml/kg（50mg/kg）。

【观察项目】

观察小鼠反应，记录各组小鼠腹腔注射戊巴比妥钠时间，翻正反射消失及恢复时间，计算戊巴比妥钠睡眠潜伏期（从腹腔注射该药到翻正反射消失的间隔时间）及睡眠时间（从翻正反射消失到翻正反射恢复的间隔时间）。

药酶诱导剂、药酶抑制剂及肝功能对戊巴比妥钠催眠作用的影响（$\overline{X} + SD$）

组别	入睡时间	苏醒时间	潜伏期	睡眠时间
甲				
乙				
丙				
丁				

【注意事项】

1. 0.5% 氯霉素溶液配制方法：以干燥注射器吸取市售氯霉素注射液（0.5g/2ml）1ml，加入 24ml 蒸馏水中，边加边振摇，充分混匀后即成。若稀释液有结晶析出，可在水浴中温热溶解后使用。

2. 吸取氯霉素注射液的注射器应预先干燥，否则氯霉素可能在注射器中析出结晶，堵塞注射器针头。

3. 本实验过程中,室温不宜低于 20℃。温度较低,可致戊巴比妥钠代谢缓慢,使动物不易苏醒。

【思考题】

1. 试从理论角度解释苯巴比妥钠及氯霉素对戊巴比妥钠催眠时间的影响。

2. 试讨论药酶诱导剂及药酶抑制剂与其他药物合用时,将会产生的药物相互作用及临床应注意的问题。

实验 6 药物血浆半衰期的测定及肾功能对其影响

【实验目的】

1. 学习药物血浆半衰期的测定和计算方法。

2. 了解肾功能对药物半衰期的影响。

【实验原理】

药物体内过程的规律可通过研究药物在体内尤其在血液内浓度随时间的变化过程,用动力学参数加以描述。在药动学参数中,反映药物消除规律的重要参数为半衰期($T_{1/2}$),半衰期是指使血浆药物浓度下降一半所需的时间,对临床确定给药间隔时间,了解药物在体内的代谢速度等均有很重要的参考价值。多数药物在体内按一级动力学的规律消除,符合一室模型的药物,静脉注射后,血浆药物浓度的自然对数值与时间成直线关系,方程为:

$$\ln C_t = \ln C_0 - kt$$

公式中 C_t 为任意时间血药浓度,C_0 为零时血药浓度,k 为消除速度常数。以给药后血浆药物浓度的自然对数值为纵坐标(y),以时间为横坐标(x)绘制浓度 – 时间曲线图,并进行直线回归,算出斜率即 κ 或由直线上任意取两点计算出斜率 κ,再按以下公式可算出 $T_{1/2}$:

$$T_{1/2} = \frac{0.693}{\kappa}$$

水杨酸钠在酸性条件下成为水杨酸,与三氯化铁反应生成一种络合物,显紫色,该络合物在波长 520nm 下比色,其光密度与水杨酸浓度成正比。利用此原理可以通过比色法计算出水杨酸钠的血药浓度。

影响药物作用的因素很多,动物某些脏器病理状态(如肝肾功能)是影响药物代谢的重要因素,氯化汞可使肾小管细胞坏死,常作为急性肾衰竭的动物模型用于观察肾脏功能状态对药物作用的影响。本实验在帮助学生掌握半衰期常用测定方法基础上,综合肾衰模型的建立观察肾功能对药物半衰期的影响。

【实验对象】

家兔,体重 2 ~ 2.5kg,雄性。

【实验材料】

试管、离心管、试管架、小玻棒、10ml 吸管、2ml 注射器、5ml 注射器、记号笔、分光光度计、离心机；10% 及 0.02% 水杨酸钠溶液、10% 三氯乙酸溶液、10% 三氯化铁溶液、9% 枸橼酸钠溶液、1% 氯化汞溶液。

【实验方法与步骤】

1. 急性肾衰竭模型的建立　于实验前 24 小时取家兔，称重，皮下或肌内注射 1% 氯化汞溶液 1ml/kg（也可设计几个不同剂量组，以制备不同程度的肾衰竭），造成急性肾衰竭模型。对照组等量注射生理盐水。保证两组动物足量水摄入，备用。

2. 血浆药物浓度测定

（1）编号 5 个离心管并各加入 10% 三氯乙酸溶液 7ml 备用。

（2）取家兔称重，背位固定于兔台上，1% 普鲁卡因局麻，分离股静脉，耳缘静脉注射 0.3% 肝素 1mg/kg，做股静脉插管取血 2ml 放入 1 号离心管。

（3）耳缘静脉注射 10% 水杨酸钠溶液 1.5ml/kg（150mg/kg），注射后立即及 1 小时后股静脉取血 2ml 分别放入 2、3 号离心管中。

（4）另分别取 0.02% 水杨酸钠溶液 2ml 放入 4 号离心管中；蒸馏水 2ml 放入 5 号离心管中。

（5）玻棒充分搅匀后离心 5 分钟，吸取上清液 6ml，每管加入 10% 三氯化铁 0.6ml，摇匀。以 1 号管为对照，测定 2 号、3 号管在 510nm 波长处分光光度值；以 5 号管为对照管，测定 4 号管 510nm 波长处分光光度值。按以下公式计算药物浓度：

$$SD \text{ 浓度 (mg/L)} = \frac{\text{标准管浓度 mg/L}}{\text{标准管光密度}} \times \text{测定管光密度}$$

（6）利用给药后立即血药浓度（y^1）及给药后 60 分钟血药浓度（y^2），根据以下公式计算 10% 水杨酸钠半衰期 $T_{1/2}$：

$$T_{1/2} = \frac{0.031}{\log y^1 - \log y^2} \times t$$

其中，t 为两次取血间隔时间（60 分钟），如果实验取血间隔时间不足 60 分钟，应按实际间隔时间计算。

3. 肾功能测定

（1）前述麻醉家兔下腹部耻骨联合上约 1.5cm 处正中切口，长约 4cm，暴露膀胱，注射器收集尿液约 1cm 备用。

（2）分别于标准管中加入 0.5mg/ml 的肌酐标准液 0.1ml，空白管中加入蒸馏水 0.1ml，测定管中加入尿液 0.1ml。

（3）各管中分别加入 2ml 碱性苦味酸及 0.5ml 氢氧化钠，充分混匀后静置 10 分钟。

（4）各管中加入蒸馏水 6ml 混匀，以 530nm 波长比色，利用空白管调零，读出测定管及标准管 OD 值（微光度值）。

（5）利用以下公式计算尿液肌酐含量：

$$Cr \text{ (mg\%)} = \frac{OD_{测}}{OD_{标}} \times 0.05\text{mg} \times 100\text{ml} \div 0.1\text{ml}$$

【注意事项】

1. 实验过程中应尽量避免样品溶血。

2. 每次取血前，应先取 0.1~0.2ml 血并弃去。

3. 血样加入三氯乙酸试管中应立即摇匀，否则易出现血凝块，有条件可使用振荡器。

4. 本实验介绍的 $T_{1/2}$ 值计算步骤是一种粗略的算法。其精确计算详见药代动力学专著。

【思考题】

1. 何谓半衰期？半衰期有何临床意义？

2. 哪些因素可影响半衰期的长短？

3. 肾功能对药物的半衰期有何影响？

实验 7 半数致死量测定

【实验目的】

1. 掌握常用半数致死量测定的原理、方法。

2. 了解半数致死量在药物安全性评价中的意义。

【实验原理】

半数致死量（lethal dose 50，LD_{50}）是指致半数实验动物死亡的剂量，致死量越大，表示药物的毒性越小。半数致死量受个体差异影响小，重复性较好，是衡量药物毒性大小最常用的指标，适用于测定一次给药能使动物致死的药物毒性。如果受药物的浓度和体积的限制一次给药不能使动物致死而无法测定致死剂量时，可测定最大耐受量来判断毒性大小。

由于在实验条件下难以找出恰好使一半的实验动物死亡的剂量，因此常将动物分成若干组，每组给予不同剂量（按等比级数），使其产生不同的死亡百分率，再以统计学方法求出 LD_{50} 及其相关的统计量。LD_{50} 的统计有多种计算方法，其中公认最精确而且新药审批推荐使用的为 Bliss 法，为一种概率单位逐步加权直线回归法，其特点是严谨精确，步骤周密，适用性强，提供的信息量大（除 LD_{50} 外，尚有 LD_5 和 LD_{95} 等）。但该法计算过程繁琐复杂，无计算工具难以进行。在教学中较常用的有孙氏改良寇氏法、序贯法等。其中孙氏改良寇氏法是一种计算简便又可以计算全部参数的方法，精确性好，优于其他方法，因此本实验以腹腔注射普鲁卡因 LD_{50} 的测定为例重点介绍此方法。序贯法的主要优点是使用动物少，但它只适用于那些作用出现快的药物，不能用于计算参数。

【实验对象】

体重 18~22g 的健康小鼠（同次试验体重相差不超过 4g）；也可用大鼠，体重一般为 120~150g（同次试验体重相差不超过 10g）。雌雄各半，实验前禁食 12 小时，不禁水。动物的种系、来源、年龄、性别、健康状况及饲养情况等因素可明显影响实验结果：动物的饥饱状态可影响动物对药物的反应，摄食量的多少可影响口服给药的吸收和动物的体重，从而影响给药剂量，故实验前应禁食，以控制条件的均一。饲养室温度过高或过低可能增加药物的毒性反应，宜控制在 20℃ 左右。此外，实验室与饲养室的照明情况、动物的单居与群居等都可能影响试验结果，应保持一致。

【实验材料】

1ml 注射器、电子天平、小烧杯；普鲁卡因临时配置成不同浓度、苦味酸。

【实验方法与步骤】

孙氏改良寇氏法设计要求：动物分组应在 4 个或 4 个以上，每组动物数相等，一般在 10 只以上；最大剂量组动物死亡率应≥80%，最好为 100%；最小剂量组动物死亡率应≤20%，最好为 0%；两相邻剂量组间比值相等。

1. 预试　预试的目的是找出 0% 的致死量（Dn）和 100% 的致死量（Dm）。将待测药物配制成稀释的系列药液，药液以 0.2ml/10g 容积给药 4 只动物，以找出 100%（4/4）的致死剂量和 0% 的致死剂量（0/4）。Dn 和 Dm 是否准确，是正式试验成功与否的关键，如 Dn 和 Dm 准确，可保证正式试验的一次成功。故必要时应反复预试，找准 Dn 和 Dm。

2. 正式试验

（1）动物分组：取动物称重，苦味酸做好标记，随机分组。正式试验分组以 5~10 组为宜，选择分组可参看下表。

选择分组及剂量比值简表

剂量比值（R）		0.6	0.65	0.7	0.75	0.8	0.85	0.88	0.9
最高和最低致死剂量相差的倍数（Dm/Dn）	2 倍左右	—	—	—	3~4 组	4 组	5~6 组	6~7 组	7~8 组
	3 倍左右	—	3~4 组	4 组	4~5 组	5 组	6~8 组	9 组	
	4 倍左右	3~4 组	4~5 组	5 组	5~6 组	7~8 组	9 组	—	—
	5 倍左右	4~5 组	5~6 组	6 组	7~8 组	9 组	10 组		
	10 倍左右	5~6 组	6~7 组	8 组	9~10 组	10 组			
	14 倍左右	6~7 组	7 组	8~9 组	10 组	—			

相邻两剂量组的比值（R）应在 0.6~0.9 或（1/R）在 1.11~1.67 之间，R 值的计算可按 $R = \sqrt[n-1]{Dm/Dn}$ 计算。式中 n 为分组数。

（2）等比系列稀释药液配制：使每只小鼠给药容量在 0.1~0.2ml/10g 之间。根据 Dm 和 Dn 值及所分组数配制相应等比稀释液。例：$Dm = 122$mg/kg，$Dn = 50$mg/kg，$n = 5$，计算出 R = 1.25，其倒数 1/R 为 0.8，若分为 5 组，则 5 组剂量从小到大依次为 50mg/kg、62.5mg/kg、78.13mg/kg、97.66mg/kg、122.00mg/kg。将药液配制成 0.61% 的浓度，取 0.61% 浓度药液 Xml，加水到 1.25Xml 即为 0.488% 浓度的药液，取 0.448% 浓度药液 Xml，加水到 1.25Xml 即为 0.39% 浓度药液，以此类推，用此"低比稀释法"可配制出 0.61%、0.488%、0.39%、0.312%、0.25% 的等比系列药液。取上述 5 种系列药液分别按 0.2ml/10g 给药，即为 122mg/kg、97.66mg/kg、78.13mg/kg、62.5mg/kg、50mg/kg。

（3）给药：先计算出各组小鼠的给药容量，按相应组别浓度给各组小鼠腹腔给药。

（4）观察记录结果：给药后密切观察动物中毒表现，记录死亡动物数。一般需观察24小时，直到动物不再死亡为止。学生实验可根据药物作用的快慢缩短或延长观察时间，重点观察4小时内动物死亡情况并将实验结果记录在下表内。

小鼠腹腔注射普鲁卡因后的情况

组别	动物数	药物浓度（%）	剂量（mg/kg）	对数剂量（lg$D$）	死亡率（P）	P^2

（5）LD_{50}的计算

$$LD_{50} = \lg^{-1}\left[Xm - i\left(\sum P - \frac{3 - Pm - Pn}{4}\right)\right]$$

Xm为最大剂量的对数，i为相邻两剂量比值的对数，$\sum P$为死亡率之和，Pm为最高死亡率，Pn为最低死亡率。

此公式为孙氏改良寇氏法求LD_{50}值的通式，无论Pm和Pn是否分别为100%和0%均适用。如果Pm为100%，Pn为0%，则上式可简化为：

$$LD_{50} = \lg^{-1}\left[Xm - i(\sum P - 0.5)\right]$$

$\lg LD_{50}$的标准误 $S_{x50} = i\sqrt{\dfrac{\sum P - \sum P^2}{n - 1}}$

LD_{50}的95%的可信限 $= \lg^{-1}(\lg LD_{50} \pm 1.96 S_{x50})$

亦可按下式计算：

LD_{50}的标准误 $= 2.3 i LD_{50}\sqrt{\dfrac{\sum P - \sum P^2}{n - 1}}$

LD_{50}的95%的平均可信限 $= LD_{50} \pm 4.5 LD_{50} i\sqrt{\dfrac{\sum P - \sum P^2}{n - 1}}$

【注意事项】

1. 预试验要摸准药物引起0%和100%死亡率剂量的所在范围。

2. 正式试验时各剂量按等比级数分组，应避免最大剂量组的死亡率<80%，最小剂量组死亡率>20%，否则改用其他方法计算。

3. 所用试剂应精制，并临用前配制溶液。

4. 动物的体重和性别要均匀分配（最好采取区组随机法）。

5. 实验最好从中间剂量开始，以便从最初几组动物接受药物后的反应来判断两端剂量是否合适，便于调整剂量和组数。

【思考题】

1. 半数致死量测定的目的和意义是什么？

2. 半数致死量常用的计算方法有哪些？

3. 测定半数致死量时为什么要记录各种中毒现象及时间过程而不能只记录死亡

只数?

4. 孙氏改良寇氏法测量半数致死量的实验设计要求是什么?

附

例: 硕苞蔷薇提取液小鼠腹腔注射, 动物7天内死亡率如下表, 试用孙氏改良寇氏法计算其 LD_{50}、S_{X50}、LD_{50} 的 95% 的可信限等有关数据。

小鼠腹腔注射硕苞蔷薇提取液后7天内的情况

组别	动物数	剂量（g/kg）	对数剂量（lgD）	死亡数	死亡率（P）	P^2
1	10	5.73	0.7582	1	0.1	0.01
2	10	7.17	0.8556	3	0.3	0.09
3	10	8.96	0.9523	5	0.5	0.25
4	10	11.20	1.0492	9	0.9	0.81
			$i=0.0969$		$\sum P=1.8$	$\sum P^2=1.16$
			$Xm=1.0492$		$Pm=0.9$	$Pn=0.1$

将表中数据代入公式:

$$LD_{50} = \lg^{-1}\left[1.0492 - 0.0969\left(1.8 - \frac{3-0.9-0.1}{4}\right)\right]$$
$$= \lg^{-1}[0.92323]$$
$$= 8.38 \ (g/kg)$$

$$S_{x50} = 0.0969\sqrt{\frac{1.8-1.16}{10-1}} = 0.02584$$

LD_{50} 的 95% 的平均可信限 $= \lg^{-1}(\lg LD_{50} \pm 1.96 S_{X50})$
$$= \lg^{-1}(\lg 8.38 \pm 1.96 \times 0.02584)$$
$$= \lg^{-1}(0.92323 \pm 0.05066464)$$
$$= \lg^{-1}(0.8725836 \sim 0.9738764)$$
$$= 7.46 \sim 9.42 \ (g/kg)$$

LD_{50} 的 95% 的可信限 $= LD_{50} \pm$ （95% 的可信限上限 $-$ 95% 的可信限下限）/2
$$= 8.38 \pm (9.42-7.46)/2$$
$$= 8.38 \pm 0.98 \ (g/kg)$$

或按下式计算:

LD_{50} 的 95% 平均可信限 $= LD_{50} \pm LD_{50}i\sqrt{\dfrac{\sum P - \sum P^2}{n-1}}$
$$= 8.38 \pm 4.5 \times 8.38 \times 0.02584$$
$$= 8.38 \pm 0.98 \ (g/kg)$$

实验 8　烟的毒性实验

【实验目的】

观察烟对小鼠的毒性作用，说明吸烟对人体的危害。

【实验原理】

烟含烟碱（尼古丁），是 N 受体的激动剂，可兴奋神经节和骨骼肌，剂量过大可中毒致死。

【实验对象】

小鼠。

【实验材料】

香烟 2 支、注射器（1ml）、水烟斗、小量筒（10ml）。

【实验方法与步骤】

1. 选出吸烟学生 1 人，吸烟前先提取蒸馏水 10ml，置于水烟斗内，振摇后，用注射器抽取 1ml 做对照实验。然后将香烟插入烟斗上，点燃香烟以吸耳球反复抽吸。此时，烟内的毒物如烟碱等即溶于水中。

2. 取小鼠 2 只，观察其正常活动后，1 只小鼠腹腔注射吸烟后水烟斗的液体 0.5ml，1 只小鼠注射吸烟前水烟斗内液体 0.5ml。

【观察项目】

观察两只小鼠分别腹腔注射水和含烟碱水溶液后的表现。

【思考题】

根据两只小鼠不同的反应分析烟碱的作用（从对受体的作用分析原因）。

实验 9　发热

【实验目的】

1. 复制内毒素性与内生致热原性两种发热模型。

2. 观察两种致热原所致发热的体温变化规律。

3. 观察两种致热原的耐热性。

4. 观察中枢神经系统机能状态对发热的影响。

5. 讨论在发热的基本机制中内生致热原的作用。

【实验原理】

内毒素被吞噬细胞吞噬，使吞噬细胞激活并合成内源性致热原（EP），EP（分子量小）入血后透过血脑屏障进入中枢，并通过使前列腺素（PGE）、环磷酸腺苷（cAMP）的增加为中介，使视前区－下丘脑前部的体温调节中枢调定点上移，通过热敏神经元抑制和冷敏神经元兴奋，使产热增加，散热减少，导致体温升高而发热。

【实验对象】

家兔。

【实验材料】

婴儿秤，温度计，坐标纸，灭菌的 5ml、10ml 注射器及 7 号针头，38℃恒温水浴装置，90℃恒温水浴装置；液体石蜡，25% 乌拉坦溶液，$20\mu g\%$ 精制大肠杆菌内毒素生理盐水溶液（每毫升含 $0.2\mu g$），内生致热原生理盐水溶液。

【实验方法与步骤】

1. 取体重近似的家兔 5 只，分别称量体重，并加标记，以区别 A、B、C、D、E 兔。

2. E 兔经耳缘静脉注入 25% 乌拉坦溶液（4ml/kg）进行全身麻醉。

3. 5 只兔分别测量直肠温度，每 10 分钟测 1 次，共测 3 次。

4. A 兔经耳缘静脉注入经 38℃水浴 30 分钟的内毒素溶液（5ml/kg）。

5. B 兔经耳缘静脉注入经 38℃水浴 30 分钟复温的内生致热原溶液（5ml/kg）。

6. C 兔经耳缘静脉注入事先经 90℃水浴 30 分钟后又经 38℃水浴 30 分钟降温的内生致热原溶液（5ml/kg）。

7. D 兔经耳缘静脉注入事先经 90℃水浴 30 分钟后又经 38℃水浴 30 分钟降温的内毒素溶液（5ml/kg）。

8. E 兔经耳缘静脉注入经 38℃水浴 30 分钟复温的内生致热原溶液（5ml/kg）。

9. 注射致热原后，每隔 10 分钟测量各兔的直肠温度，共测 9 次，并分别记录之。

10. 以注射致热原前三次体温的平均值为基线，以体温数值为纵坐标，时间为横坐标，将体温变化数值在坐标纸上描绘成曲线。仔细观察 5 只家兔发热时的体温变化，标明各自的发热高峰（ΔT）和体温反应指数（TRI），以比较发热效应的强度。

体温反应指数为每一动物的发热曲线与其基线之间的面积，亦称为发热指数，是反应发热效应强度的较好指标。

体温反应指数的计算方法：以发热高度为纵坐标（2cm＝1℃），以体温基线为横坐标表示时间（1cm＝10 分钟）。将所测各点分别与横坐标（体温基线）做垂直线，可将发热曲线与体温基线间的面积划分成九个小梯形或三角形。分别计算其面积，九个面积的总和即为 1.5 小时的体温反应指数，以 $TRI_{1.5}$ 表示之。

11. 运用发热高峰与体温反应指数 $TRI_{1.5}$ 分别比较：A 兔与 D 兔、B 兔与 C 兔、B 兔与 E 兔的发热效应的强度，并分析其意义。

【注意事项】

1. 插入前，温度计头（或水银球）应涂以少许液体石蜡。

2. 每次插入深度应一致，一般以 5cm 为宜，并应做标记。

3. 测温时，家兔可置于实验台上，由一人轻轻抚摸，另一人小心进行测温，切忌绑捆，否则体温不上升。

4. 普通（家庭）冰箱贮藏室内各处温度不同。当冰箱工作正常时，一般应为 4℃～8℃，使用前应仔细测量各处之温度。各种致热原溶液应置于 4℃处备用，并于注射前均应置于38℃水浴30分钟，以便复温。

【思考题】

1. 何谓发热？发热有什么临床意义？

2. 发热患者都需要用抗生素治疗吗？为什么？

附

内生致热原的制备（简介下列四种方法供选用）：

1. 发热动物"循环内生致热原"制备

（1）用无菌除污染的器材，先配制100μg% 精制大肠杆菌内毒素生理盐水溶液，含量为1μg/ml。

（2）取健康家兔，经耳缘静脉注入100μg% 内毒素溶液，1ml/kg。

（3）注射内毒素2小时后，在无菌和局麻条件下，经颈总动脉放血，盛于除污染之250ml 制剂瓶内。

（4）将血瓶置于38℃恒温水浴中振荡1小时。

（5）以2000转/分离心20分钟后，取出血清置于冰箱中4℃处备用。该血清中即含有足够数量的内生致热原。

2. 全血细胞体外6小时培育内生致热原的制备

（1）取健康家兔，称量体重，在无菌无内毒素污染、局麻条件下，经颈总动脉放血，放血前经耳缘静脉注入1%肝素溶液（1ml/kg）。

（2）向血中加入内毒素（1μg/30ml 血液），再加入肝素（1mg/10ml 血液）。

（3）将血瓶置于38℃水浴振荡器中培育1小时。

（4）将血瓶以2000转/分离心20分钟。

（5）吸取血浆并弃之，加入与血浆等量之生理盐水，再置于38℃恒温水浴振荡器中培育6小时。

（6）以2000转/分离心20分钟，取上清液置于冰箱中4℃处备用，其中含有足够数量的内生致热原。

3. 全血细胞体外18小时培育内生致热原的制备

（1）取健康家兔，量体重，在无菌无内毒素污染条件下进行操作。

（2）局麻下暴露颈总动脉。

（3）经耳缘静脉注入1%肝素溶液（1ml/kg）。

（4）经颈总动脉，用1号针头接输液胶管放血，置于250ml 制剂瓶内，再加入肝素（10mg/100ml 血液）。

（5）以2000转/分离心20分钟吸取上清液，计量并弃之，补入与血浆等量之生理盐水。

（6）加入10μg% 精制大肠杆菌内毒素生理盐水溶液（3mg/100ml 血液）。

（7）置于38℃恒温水浴振荡器中培育18小时。

（8）以2000转/分离心20分钟。

（9）取上清液置于 100ml 制剂瓶内，置于冰箱中 4℃处备用。

4. 腹腔渗出液的上清液及其白细胞悬浮液的制备

（1）取健康家兔，在无菌无内毒素污染的条件下，向每只家兔腹腔内滴注无污染生理盐水 300～350ml（每小时约滴入 100ml）。为防止感染，每毫升生理盐水中加入青霉素 60 单位，链霉素 0.8mg。

（2）滴注完毕 4 小时后，将腹腔液吸出，置于 250ml 制剂瓶内。

（3）以 2000 转/分离心 20 分钟，取上清液置于冰箱中 4℃处备用，并将沉淀物（白细胞）加入 9 倍生理盐水，在 38℃恒温水浴振荡器中培育 2 小时，然后置于冰箱中4℃处备用。上清液及白细胞悬浮液均含有内生致热原。

实验 10　酸碱平衡紊乱

【实验目的】

1. 观察代谢性酸中毒、呼吸性酸中毒、呼吸性碱中毒和复合性酸碱中毒时血液酸碱参数的变化。

2. 对急性代谢性酸中毒进行实验性治疗。

【实验原理】

采用直接输入酸的方法复制单纯性代谢性酸中毒的动物模型，并对其进行补碱治疗；通过窒息法造成呼吸性酸中毒；通过增加通气量，使肺过度通气，复制呼吸性碱中毒；通过静脉注入碱的方法复制代谢性碱中毒；通过静脉注入肾上腺素导致肺水肿、呼吸功能不全而致代谢性酸中毒合并呼吸性酸中毒。

【实验对象】

犬或兔。

【实验材料】

2ml 和 10ml 注射器及针头，小软木塞，手术器械，温度计，简易人工呼吸器（皮球式），麻醉用橡皮气管插管，血红蛋白吸管，沙利氏比色计，6 伏交流电刺激装置（可利用显微镜灯变压器或其他变压装置加上刺激电极组成），血气酸碱分析仪；3% 戊巴比妥钠溶液，1% 普鲁卡因，10mg/ml 肝素生理盐水，12% 磷酸二氢钠或 0.5% 盐酸，5% 碳酸氢钠，0.1% 肾上腺素。

【实验方法与步骤】

1. 用犬复制酸碱平衡紊乱

（1）将犬用 3% 戊巴比妥钠（1ml/kg）麻醉（麻醉勿过深或过浅）后，仰位固定。

（2）剥离两侧股动脉和一侧股静脉。在一侧股动脉内插入套管描记血压，用呼吸围带描记呼吸。

（3）测定肛温和血红蛋白浓度。

（4）用 2ml 注射器吸取肝素少许，润湿注射器壁后推出，使注射器死腔和针头内部都充满肝素溶液。然后向心方向刺入已剥离的股动脉内抽血 0.5～1ml（注意切勿进入气泡）。拔出后立即插入小软木塞内以隔绝空气，用手搓匀，进行实验前的血液 pH、PCO_2、HCO_3^- 和 BE 的测定。

2. 用兔复制酸碱平衡紊乱

（1）兔称重后，仰位固定。剪颈部和一侧腹股沟部的毛。

（2）在局麻下剥离一侧颈总动脉和气管。向颈总动脉内插入套管供描记血压并放血之用。气管内插入"Y"形玻璃管描记呼吸。

（3）切开一侧腹股沟部皮肤，剥离股神经。

（4）测定肛温和血红蛋白浓度。

（5）用 2ml 注射器吸取肝素溶液少许，润湿注射器壁后推出，使注射器死腔和针头内都充满肝素溶液，然后向心方向刺入颈总动脉内抽血 0.5ml（注意切勿进入气泡），拔出后立即插入小软木塞内以隔绝空气，进行实验前的血液 pH、PCO_2、HCO_3^- 和 BE 测定。

【观察项目】

1. 用犬复制的酸碱平衡紊乱 测定实验前各项指标后，可选择下列中的数项进行实验：

（1）代谢性酸中毒及其补碱治疗

①向股静脉内注入 12% 磷酸二氢钠（5ml/kg）或 0.5% 盐酸（3ml/kg），描记呼吸和血压。

②输完后 10 分钟，由股动脉取血 0.5～1ml，测定血 pH、PCO_2、HCO_3^- 和 BE 值。

③根据注入酸后测得的 BE 值，按下式进行补碱治疗：

BE 绝对值 × 体重（kg）× 0.3 = 所需补充碳酸氢钠的量（mEg）

0.3 是 HCO_3^- 进入体内分布的间隙，即体重（kg）× 30%。

5% 碳酸氢钠 1ml = 0.6mEg。

所需补充的 5% 碳酸氢钠毫升数 = 所需补充碳酸氢钠的量（mEg）/0.6

④注入碳酸氢钠治疗后 10 分钟，再取血测定 pH、PCO_2、HCO_3^- 及 BE 值，观察是否恢复到接近正常。

（2）呼吸性酸中毒：将上述补碱治疗以后测得的酸碱参数作为本实验的对照值，进行呼吸性酸中毒的实验。

①取一根麻醉用的稍细的硬橡皮气管插管插入犬的气管。具体方法是：助手一手将狗的下颚和舌头一并抓住向下拉，另一手抓住上颚往上提，使口腔张大。术者左手握手电筒照亮咽喉部，右手持用水润湿过的气管插管。待犬吸气，会厌张开时，迅速而轻巧地将管子插入喉部，再轻轻推入气管。此时用手摸犬的颈部，可摸到气管内有硬的管子。将露在体外的管口插入盛水的杯中，可见呼气时有气泡冒出。若管子未进入气管而进入食道，则在颈部摸到的管子不硬，而且水杯中的管口没有气泡冒出。此时应拔出重插。

②管子插好后，待犬安静下来，用手堵住管口 1～1.5 分钟。描记呼吸血压。在这 1～1.5 分钟之末，迅速从股动脉取血 0.5～1ml，然后解除堵塞，观察血酸碱参数变化

（如不用气管插管，可用塑料袋套住犬的口鼻都造成窒息）。

注意气道阻塞或窒息时间不可过长，否则引起的将不是单纯的呼吸性酸中毒而是呼吸性酸中毒合并缺氧所致的代谢性酸中毒。

（3）呼吸性碱中毒

① 气管阻塞解除 10 分钟后，从股动脉取血 0.5~1ml 作为本实验前的对照值。

② 在气管插管口上装皮球式简易人工呼吸器。用 60 次/分的速度用力挤压人工呼吸器的气囊 30 秒~1 分钟，每次约挤出囊内一半的空气，造成过度通气。在此期之末抽股动脉血测定酸碱参数。

若犬因通气过度而出现呼吸停止，术者可对着插管口呼出自己的肺泡气，使犬的吸入气内 PCO_2 增加而恢复呼吸运动。轻度的可稍待片刻自行恢复。

（4）代谢性碱中毒：在（3）实验结束后进行。取股动脉血测定酸碱参数，表明呼吸性碱中毒已恢复后，从股静脉注入 5% 碳酸氢钠（3ml/kg）。10 分钟后由股动脉取血测定酸碱参数，这些数值在短时间内不会恢复正常，故不便继续进行其他实验。

2. 用兔复制的酸碱平衡紊乱   测定实验前各项指标后，可选择下列中的数项进行实验。

（1）代谢性酸中毒及其治疗：同犬复制的酸碱平衡紊乱，注射途径可采用耳缘静脉。

（2）呼吸性酸中毒：将上述补碱治疗以后测得的酸碱参数作为本实验的对照值，进行呼吸性酸中毒实验。完全堵住气管插管的管口 1~1.5 分钟，在此期之末，迅速由颈总动脉取血 0.5ml，然后解除堵塞，观察血液酸碱参数变化。

（3）呼吸性碱中毒：抽动脉血测定酸碱对照值后，用 6 伏交流电刺激兔的股神经 15 秒，引起剧烈疼痛而呼吸深快，造成过度通气。在 15 秒之末迅速取动脉血测定酸碱参数。

（4）代谢性碱中毒同犬复制的酸碱平衡紊乱。

（5）代谢性酸中毒合并呼吸性酸中毒：可选择下列方法之一进行实验：

① 心室纤维性颤动：取动脉血测定酸碱参数表明在正常范围后，打开胸腔，暴露心脏。方法是：胸部剪毛，于局麻下沿胸骨正中线切口暴露胸骨，分离左侧胸肌，暴露肋骨，用粗剪刀沿胸骨左侧剪断肋软骨，暴露心脏，剪开心包，用 6 伏交流电刺激心室肌，立即见心脏发生纤维性颤动、呼吸停止，取动脉血测酸碱各项指标。

② 急性肺水肿：取血测得酸碱参数在正常范围后，由耳缘静脉注入 0.1% 肾上腺素 1ml/kg，造成急性肺水肿，待动物出现呼吸困难、躁动不安、发绀或口鼻流出粉红色泡沫状液体时，再抽动脉血测定酸碱指标。

【思考题】

1. 代谢性酸中毒时，机体依靠哪些脏器代偿？如何代偿？

2. 简述代谢性酸中毒对心血管系统的影响及其机制。

实验 11　兔高钾血症

【实验目的】

1. 通过人为地给予高钾的方法，造成实验动物的高血钾状态。

2. 了解和掌握高血钾心电图改变的特征。

【实验原理】

高钾血症对机体的危害主要表现为心脏毒害，可使心肌细胞有效不应期缩短，兴奋性和传导性呈双相变化。轻度高钾血症能使心肌兴奋性增强，急性重度高钾血症可引发严重传导阻滞和兴奋性消失而导致心跳停止。本实验旨在通过静脉给钾，复制高钾血症，通过观测心电图变化，了解高钾血症对心脏的影响。

【实验对象】

家兔（雌雄不限）。

【实验材料】

婴儿秤，兔固定台，心电图机，2ml 、5ml 注射器，小儿头皮针，手术器械 1 套；2% 、5% 、10% 氯化钾生理盐水溶液。

【实验方法与步骤】

1. 取健康家兔 1 只，称重后仰位固定。

2. 将心电图机针形电极分别插入四肢踝部皮下，导线连接按右前肢（红）、左前肢（黄）、右后肢（黑）、左后肢（绿）的顺序。

3. 打开心电图机，主要选用 II 或 aVF 导联描记心电图。

4. 记录一段正常心电图，纸长以能得到 4~5 个心搏周期即可。

5. 由耳缘静脉缓慢推注 2% 氯化钾溶液（1ml/kg）。

6. 间隔 5 分钟再推注同剂量氯化钾溶液（共 3 次），观察心电图波形有无变化，如无改变，继续往下做。

7. 每隔 5 分钟缓慢推注 5% 氯化钾溶液 1ml/kg（共 3 次），观察心电图波形有无改变。

8. 如无改变，继续注入 5% 氯化钾溶液，直到出现异常波形后，描记一段心电图。

9. 最后注入 10% 氯化钾溶液，边注射边观察心电图波形改变。出现室颤时，立即开胸观察心脏及其停跳情况。

【观察项目】

1. 正常及每次推注 2% 、5% 、10% 氯化钾溶液时，心电图各波段幅度及时程的变化：心率（次/分）、T 波（mV）、P 波（mV）、QRS 波（mV）及 R 波（mV）。

2. 家兔呼吸、瞳孔、眼球、皮肤黏膜及肌张力的变化情况。

3. 开胸后心脏停搏情况。

【注意事项】

1. 在记录心电图时出现干扰，在排除心电图机本身故障及交流电和肌电干扰后，应将动物移至离心电图机稍远处，然后检查各连接导线有无脱落，电极是否接触紧密，并尽量避免导线纵横交错的现象。动物固定台上要保持干燥。

2. 每次使用针形电极时，要用酒精或盐水擦净，并及时清除电极和电线周围的血和水迹，以保持良好的导电状态。

【思考题】

1. 注射不同浓度氯化钾后，心电图有何异常变化，其发生机制是什么？

2. 最后出现室颤时，心脏停搏在何种状态？为什么？

第十一章　泌尿系统实验

实验 1　五苓散对大鼠的利尿作用（代谢笼法）

【实验目的】

观察五苓散对大鼠的利尿作用，掌握其药效，了解其利尿的机理。

【实验原理】

增加肾小球的滤过率或影响肾小管的重吸收、分泌和排泄均可使尿量增加，达到利尿作用。本实验用代谢笼法收集大鼠用药前后的尿量，观察五苓散的利尿作用。

【实验对象】

大鼠。

【实验材料】

代谢笼、注射器、大鼠灌胃针头、药物天平、小烧杯（50ml）或量筒（25ml 或 50ml）；五苓散水煎液 2g/ml（茯苓 9g，猪苓、泽泻各 16g，白术 9g，桂枝 6g，水煎 30 分钟、过滤，药渣再煮 2 次，过滤，合并滤液，水浴浓缩至所需浓度），五苓散去桂枝水煎液 3g/ml（剂量及制法同前）。

【实验方法与步骤】

把大鼠分为对照组和用药组。各鼠按 2ml/100g 生理盐水腹腔注射，并轻压下腹部使膀胱排空。然后给药组分别以 2ml/100g 五苓散水煎液、五苓散去桂枝水煎液灌胃，对照组给予等容量的生理盐水。立即将大鼠放入代谢笼内（每只 200g 以下的动物，一个笼可放同组动物 2~3 只），60 分钟后收集各组动物的尿量共 3 次，每次 60 分钟。

【观察项目】

将 3 组大鼠相应时间内的尿量数填入下表，并对均值进行组间比较，做统计学处理。

给药后各组不同时间尿量

组别	编号	给药后不同时间尿量（ml）		
		60~120 分钟	121~180 分钟	181~240 分钟
对照组				
五苓散组				
五苓散去桂枝组				

【注意事项】

1. 若无代谢笼可用普通鼠笼配以漏斗或量筒代替。

2. 本实验可用小鼠，但体重要在 25g 以上，实验前各鼠用 0.3ml/10g 的生理盐水灌胃，进行给水负荷。

3. 尿量一般在药后 60 分钟开始增多，但要在 180 分钟后才最显著。

4. 也可取不同时间的尿液进行钠离子（Na^+）和氯离子（Cl^-）含量测定，进一步了解药物的作用机理。

【思考题】

五苓散利尿的机理是什么？为何方中要配伍桂枝？

实验 2 急性肾功能不全

【实验目的】

1. 复制中毒性肾功能不全的动物模型。

2. 观察汞中毒豚鼠的一般状态、血气酸碱变化、血尿素氮水平、血清钾水平、尿的变化，以了解肾功能情况。

3. 根据实验指标，判断、分析及讨论急性肾衰的发病机理。

【实验原理】

肾毒物 $HgCl_2$ 引起肾小管变性坏死，导致严重的肾功能不全。

【实验对象】

豚鼠，300~500g。

【实验材料】

血气分析仪，离心机，光电比色计，水浴锅，试管，滴管，吸管，试管夹，酒精灯，试管架，手术器械 1 套，颈动脉插管，显微镜，玻片；1% 氯化汞（$HgCl_2$）溶液，0.9% 氯化钠溶液，尿素氮试剂，二乙酰单肟试剂，尿素标准液（1ml = 0.02mg），蒸馏水，10% 钨酸钠溶液，2% 四苯硼钠溶液，钾应用液，20% 乌拉坦溶液，1% 普鲁卡因溶液，5% 醋酸溶液。

【实验方法与步骤】

1. 于实验前 1 天，取两只豚鼠，1 只为正常对照，另 1 只为中毒实验豚鼠。称重后，实验豚鼠肌内注射 1% $HgCl_2$（0.1ml/100g），造成急性中毒性肾病模型备用，对照豚鼠则在相同部位注射同量的生理盐水，作为对照备用。

2. 豚鼠腹腔注射乌拉坦（0.5ml/100g）麻醉，固定于手术台，分离颈动脉，进行颈动脉插管（注意用肝素抗凝）。手术时，若动物挣扎，可于手术部位注射普鲁卡因局麻。

3. 抽取0.5ml动脉血做血气分析，取3ml动脉血（滴入肝素数滴后）离心（1500转/分，5～10分钟），取血清供血尿素氮和血钾测定用。

4. 在耻骨联合上1.5cm处切口，暴露出膀胱，穿刺吸出全部尿液，供尿蛋白定性检查和尿液镜检用。

5. 尿常规检查

（1）显微镜检查：取尿液1滴，涂在玻片上，观察有无异常成分（细胞与管型）。

（2）尿蛋白定性检查：取大试管盛尿液，倾斜试管于酒精灯上，将试管中的尿加热至沸腾，观察有无混浊；加数滴醋酸，再加热至沸腾，混浊不退为蛋白阳性，根据其混浊程度以"－"、"＋"、"＋＋"、"＋＋＋"、"＋＋＋＋"表示之。"－"表示尿液清晰无混浊；"＋"表示尿液出现轻度白色混浊（含蛋白质0.01g%～0.05g%）；"＋＋"表示尿液稀薄乳样混浊（含蛋白质0.05g%～0.2g%）；"＋＋＋"表示尿液乳浊或有少量絮片存在（含蛋白质0.2g%～0.5g%）；"＋＋＋＋"表示尿液出现絮状混浊（含蛋白质＞0.5g%）。如加醋酸后混浊消失，是因加醋酸可除去磷酸盐或碳酸盐所形成的白色混浊。

6. 血清尿素氮测定：取3支试管分别标号后按下表操作：

试剂（ml）	1（空白管）	2（标准管）	3（样品管）
尿素氮试剂	5	5	5
二乙酰单肟试剂	0.5	0.5	0.5
蒸馏水	0.1	—	—
尿素标准液	—	0.1	—
1:5稀释的血清	—	—	0.1

将上述各管充分摇匀，置沸水浴中加热15分钟，用自来水冷却3分钟，在540nm波长下比色。记录标准管的光密度读数（$D_{标}$）及样品管的光密度读数（$D_{样}$）。

计算每100ml血清中尿素氮的含量（mg）：

$$\frac{D_{样}}{D_{标}} \times 0.002 \times \frac{5 \times 100}{0.1} = \frac{D_{样}}{D_{标}} \times 10 = 血清尿素氮（mg\%）$$

原理：尿素在强酸条件下与二乙酰单肟和氨硫脲煮沸，生成红色复合物（二嗪衍生物）。

7. 血清钾测定

（1）取1支试管首先配制滤液：血清0.2ml，蒸馏水1.4ml，10%钨酸钠0.2ml。

（2）摇匀，出现浑浊，离心，吸出滤液的上清液，再取3支试管，操作如下：

试剂（ml）	1（空白管）	2（标准管）	3（样品管）
2%四苯硼钠	4	4	4
蒸馏水	1	—	—
钾应用液	—	1	—
滤液上清液	—	—	1

将上述各管充分摇匀，比色读取光密度读数，$D_空$、$D_标$和$D_样$，计算血清钾含量：

$$\frac{D_样 - D_空}{D_标 - D_空} \times 4 = 血清钾含量（毫克当量/升）$$

8. 血气测定：0.5ml 动脉血注入血气分析仪，读取 pH、HCO_3^- 等。

【注意事项】

1. 强调取血的离心管抗凝处理，取血后轻轻摇匀。

2. 强调先取膀胱的尿液。

3. 尿液加热时要转动试管，注意安全。

【思考题】

1. 简述肾脏损害时肾内分泌功能障碍的主要表现及后果。

2. 简述慢性肾功能衰竭矫枉失衡学说的发生机制。

实验 3　利尿实验

一、家兔法

【实验目的】

掌握急性利尿实验方法，观察高渗葡萄糖注射液和速尿对家兔的利尿作用。

【实验原理】

高渗葡萄糖有脱水作用；速尿能抑制髓袢升支粗段的 $Na^+ - K^+ - 2Cl^-$ 共同转运系统，促进电解质的排泄而发挥利尿作用，两类药物作用机制不同。用导尿管法观察给药前后家兔尿量的变化，评价药物利尿效果。

【实验对象】

家兔（雄性，2kg 以上）。

【实验材料】

兔手术台、10 号导尿管、量筒、烧杯、兔灌胃器、注射器；1%速尿、50%葡萄糖注射液、生理盐水、液体石蜡。

【实验方法与步骤】

1. 取雄兔 3 只，称重，分别用胃管灌入温水 40ml/kg。

2. 30 分钟后，将家兔背部固定于手术台上。将 10 号导尿管用石蜡润滑后，自尿道口轻而慢地插入，导尿管进入膀胱后，即有尿滴出，再插入 1~2cm（共插入 8~

12cm），用胶布将导尿管固定于兔体上。

3. 最初 5 分钟内尿弃去不计，滴速稳定后，在导尿管下方置一量筒，收集 20 分钟内尿量（ml）。

4. 分别给 3 只兔注射药物，甲兔静脉注射 50% 葡萄糖注射液 5ml/kg，乙兔静脉注射 1% 速尿 0.4ml/kg，丙兔静脉注射生理盐水 5ml/kg。收集并测量给药后 20、40 分钟内尿量（累计）。

【观察项目】

按实验设计要求收集尿量，并分别比较每只兔给药前后的尿量变化。

各组给药前后尿量变化情况

动物	体重（kg）	药物及剂量	尿量（ml）		
			给药前 20 分钟	给药后 20 分钟	给药后 40 分钟
甲		50% 葡萄糖 5ml/kg			
乙		1% 速尿 0.4ml/kg			
丙		生理盐水 5ml/kg			

【注意事项】

为避免尿不畅，可在导尿管尖端两侧各剪一个孔。

【思考题】

利尿药和脱水药定义各是什么？其利尿机理有何区别？本实验能否区别二者？

二、小鼠法

【实验目的】

掌握利尿实验方法，讨论速尿的作用原理。

【实验原理】

速尿为强效利尿剂，能抑制髓袢升支粗段的 $Na^+ - K^+ - 2Cl^-$ 共同转运系统，既抑制尿的稀释，又抑制尿的浓缩，促进电解质的排泄而发挥利尿作用。速尿静注 5 分钟后起效，维持 2~3 小时。

【实验对象】

小鼠。

【实验材料】

鼠笼、天平、注射器（1ml）、培养皿、试剂瓶、方盘、针头（6 号）、铁架台、铁圈、玻璃漏斗、小烧杯；1% 速尿注射液、生理盐水。

【实验方法与步骤】

取体重 25g 左右的雄性小鼠 2 只，在天平上称重。每只腹腔注射生理盐水 2ml，分别放入玻璃漏斗内，用培养皿盖上，将玻璃漏斗固定在铁支架的铁圈上，收集给药前 10 分钟内尿量，然后给甲鼠腹腔注射生理盐水 0.2ml/10g，乙鼠腹腔注射速尿注射剂 0.2ml/10g，分别收集给药后 20、40 分钟尿量（累计滴数），比较两鼠尿量有何不同。

【观察项目】

给药前后两组动物尿量变化情况

编号	性别	体重（g）	药物	剂量	尿量（滴数）		
					给药前10分钟	给药后20分钟	给药后40分钟
甲鼠			速尿	0.2ml/10g			
乙鼠			生理盐水	0.2ml/10g			

【思考题】

速尿作为强效利尿剂的作用机理是什么？

实验4 生理与药物因素对兔尿液生成的影响

【实验目的】

观察影响尿生成的各种因素，并分析其作用机制。

【实验原理】

尿生成的过程包括肾小球的滤过、肾小管和集合管的重吸收和分泌。肾小球滤过受滤过膜的面积和通透性、血浆胶体渗透压、肾小球血浆流量和肾小球毛细血管压等因素的影响，后两者又受肾交感神经以及肾上腺素和去甲肾上腺素等体液因子的影响，肾小管重吸收受小管液中溶质浓度等因素的影响。此外，影响尿液浓缩和稀释机制的因素，影响抗利尿激素释放的因素，影响肾素 – 血管紧张素 – 醛固酮系统的因素以及循环血量、全身动脉血压等都能对尿的生成产生影响。

【实验对象】

家兔。

【实验材料】

BL – 420E 生物信号采集系统、记滴器、哺乳类动物手术器械、细塑料管、丝线、手术灯、纱布、尿糖试纸、试管、试管夹、滴管、水浴槽；25% 乌拉坦溶液、20% 葡萄糖溶液、0.01% 去甲肾上腺素、抗利尿激素（垂体后叶素）、速尿、生理盐水。

【实验方法与步骤】

1. 动物准备

（1）用 25% 乌拉坦按 4ml/kg 由耳缘静脉注入，待动物麻醉后仰位固定手术台上。注意下腹部必须放正拉直，以利于手术。

（2）颈部手术：分离左颈总动脉及右侧迷走神经，左颈总动脉常规插管。

（3）下腹部手术：剪去下腹部手术野的兔毛，剪下的兔毛应及时放入盛水的杯中浸湿，以免兔毛到处飞扬。在耻骨联合上缘沿正中线向上做5cm长的皮肤切口，用止血钳逐层分离皮下组织和肌肉。沿腹白线切开暴露腹腔，将膀胱轻轻向外向下拉出，暴露膀胱三角，仔细辨认输尿管，并将一侧输尿管与周围组织轻轻分离，避免出血。用线将输尿管近膀胱端结扎，在结扎线的上部用眼科小剪刀剪一斜口，切口约为管径一半，把充满生理盐水的细塑料管经输尿管的斜口向肾脏方向插入输尿管，用线结扎固定，进行导尿，可看到尿液随着输尿管的蠕动间断性地从细塑料管中逐滴流出（注意：塑料管插入输尿管管腔内，不要插入管壁肌层与黏膜之间，插管方向应与输尿管方向一致，勿使输尿管扭曲，以免妨碍尿液流出）。手术完毕后用38℃左右的生理盐水纱布在腹部切口处遮盖，以保持腹腔内温度并避免体内水分的过度流失。将细塑料管引至兔板边缘，使尿液直接滴在记滴器的金属电极上。

2. 连接装置

（1）选择实验项目模块。

（2）插入输尿管导管，连接记滴装置、BL－420E 生物信号采集系统的第 2 通道。

（3）插入颈总动脉插管，连接血压换能器，接通 BL－420E 生物信号采集系统，记录血压。

【观察项目】

1. 记录基础尿量（滴/分钟）和动脉血压曲线。待尿流量稳定后，即可进行下列实验项目。每项实验开始时，都应先记录 1 分钟尿量作为对照，然后分别注射各种药品，观察和记录 3 分钟内尿流量的变化（注意：记录注射药物后头 3 分钟内每 1 分钟的尿量，而不是 3 分钟累计尿量）。

2. 耳缘静脉迅速注射37℃的生理盐水 20ml，观察、记录尿量和动脉血压曲线的变化。

3. 耳缘静脉注射 0.01% 去甲肾上腺素 0.3～0.5ml，观察、记录尿量和动脉血压曲线的变化。

4. 耳缘静脉注射 20% 葡萄糖溶液 5ml，进行尿糖定性试验，记录尿量的变化。

5. 耳缘静脉注射抗利尿激素 2～5 单位，观察、记录尿量和动脉血压曲线的变化。

6. 从耳缘静脉注射 1% 速尿（0.5ml/kg），记录注射速尿前后的尿量变化。速尿注射后起效慢，一般待出现明显效果时，才开始计数 3 分钟尿量。

7. 结扎右侧迷走神经，靠近中枢端剪断，用刺激保护电极刺激迷走神经的外周端，使血压维持在低水平，观察、记录尿量和动脉血压曲线的变化。

【注意事项】

1. 实验中需多次进行静脉注射，应注意保护兔的耳缘静脉，注射时应从远离耳根部位开始，逐渐移近耳根。亦可在实验开始前，从耳缘静脉进行静脉滴注，以后每次注射药物可从静脉滴注管注入。

2. 输尿管插管时，注意不要插入其黏膜层，并避免反复插管而损伤黏膜面造成出血，以致血液凝固堵塞输尿管。

3. 输尿管插管不能扭曲，以免引流不畅。

4. 实验前给家兔喂食足量的青菜或水，否则应在手术时给予静脉补液。

【思考题】

1. 从耳缘静脉注射速尿和 5ml 20% 葡萄糖溶液，会对尿量产生什么影响？作用机理有何不同？为什么？

2. 全身动脉血压升高，尿量是否一定增加？血压降低，尿量是否一定减少？为什么？

实验5 针刺"次髎"穴对家兔膀胱内压的影响

【实验目的】

1. 验证针刺对膀胱内压的增强作用。

2. 掌握膀胱内压的记录方法。

3. 观察针刺"次髎"穴对膀胱内压的影响是否存在穴位特异性。

4. 观察电针与手法运针对膀胱内压影响的效应有无差异。

【实验原理】

针刺调节膀胱功能效果显著，针刺"次髎"穴可引起膀胱内压上升，具有明显的穴位特异性，并且手法运针和电针引起的针刺效应不同。

【实验对象】

2~2.5kg 健康成年雄性家兔。

【实验材料】

水检压计，动物手术台，兔台，G-6805 电针仪，25mm 毫针 2 根，导尿管，三通管，夹头，铁支架，注射器（10ml、30ml 各 1 个）；20% 氨基甲酸乙酯，1% 普鲁卡因注射液，37℃ 左右的生理盐水，液体石蜡。

【实验方法与步骤】

1. 麻醉：按 4~5ml/kg 的剂量将 20% 氨基甲酸乙酯从兔耳缘静脉缓慢注射。麻醉后仰位固定于兔台上。

2. 插导尿管：将导尿管涂上液体石蜡，滴数滴普鲁卡因于尿道口，将导尿管从尿道口插入，插好后用线将阴茎头和导尿管一起固定，将兔改为俯卧位固定。

3. 接水检压计：置水检压计的"0"位线与膀胱于同一水平。向膀胱内灌注生理盐水到 50~60mmH$_2$O，把管内气体赶净。

4. 按照人体"次髎"穴所在位置，在兔第 2 骶骨旁 1cm 处直刺 2cm 左右（双侧）。

【观察项目】

1. 手针"次髎"穴（双侧），逆时针捻转 360° 为一次，4 次/秒，持续 1~2 分钟。

2. 电针"次髎"穴（双侧），连接 G-6805 电针仪，连续波、频率固定在第四档，强度逐渐加大，以下肢微颤为度，持续 1~2 分钟。

3. 手针"次髎"穴（双侧），逆时针捻转 360°，4 次/秒，持续 1~2 分钟。

4. 手针对照点（在"次髎"穴左右旁开任选一点），捻转 360°，4 次/秒，持续 1~2 分钟。

上述每项都重复观察 3 次，每次间隔 5~10 分钟。

【注意事项】

1. 水检压计内空气须全部排净。

2. 导尿管宜深插（6~8cm），并固定好。

3. 膀胱内须灌注一定量温盐水，保持内压（50~60mmH$_2$O）。

4. "次髎"穴定位为拟人取穴法，要求取穴正确。

5. 两次针刺需间隔 5 分钟。

【思考题】

1. 说明针刺是否具有升高膀胱内压的作用。

2. 比较手针"次髎"与电针"次髎"的效果是否相同？

3. 说明"次髎"升高膀胱内压有无穴位的特异性。

4. 针刺"次髎"对膀胱内压影响的可能机制是什么？

5. 请分析该实验的影响因素。

第十二章　内分泌系统实验

实验　动物肾上腺摘除后的观察

【实验目的】

学习摘除动物肾上腺的方法；观察摘除肾上腺后动物存活率，姿态活动、肌肉紧张度及游泳运动的变化，掌握肾上腺皮质激素对动物应激能力的影响。

【实验原理】

肾上腺分为皮质和髓质两部分。皮质主要释放糖皮质激素和盐皮质激素：糖皮质激素的主要功能是影响体内糖、蛋白质和脂肪的中间代谢，并能增加机体对有害刺激的应激能力；盐皮质激素主要参与水盐代谢的调节。因此，肾上腺皮质激素为维持机体生命活动所必需。动物摘除肾上腺后，糖皮质激素缺乏，引起糖、蛋白质、脂肪代谢发生紊乱，应激能力降低，对寒冷等有害刺激的耐受力降低；盐皮质激素缺乏，水盐代谢紊乱，动物最终因循环衰竭而死亡。

【实验对象】

小鼠。

【实验材料】

哺乳类动物手术器械、蛙板、500ml 烧杯、秒表、天平、棉球、内盛4℃~5℃冷水的水槽；生理盐水、75% 酒精、乙醚。

【实验方法与步骤】

1. 动物分组　选择成熟、健康、体重相近（20±2g）的小鼠20只，分别称重、编号后随机分为对照组和实验组，每组各10只，雌雄数量对等。

2. 摘除动物两侧肾上腺　取实验组小鼠置于倒置的大烧杯中，投入一小团浸有乙醚的棉球，将其麻醉后，取俯位固定于蛙板上，剪去背部的毛，用75% 酒精消毒手术部位和手术者的手，手术器械也需消毒。

在小鼠背部胸腰椎交界处正中线做一长约2cm 的皮肤切口，切口前端起自第10 胸椎水平。用镊子夹住创口皮肤，将切口牵向左侧，再用蚊式钳轻轻分离肌层。在左肋弓下缘中线旁开0.5cm 处做一长约1cm 的斜向切口，用镊子撑开此肌层切口，并以小镊子夹盐水棉球，轻轻推开腹腔内的脏器组织，便可在肾的上方找到被脂肪组织包裹的淡黄色绿豆大小的肾上腺。用止血钳紧紧夹住肾上腺与肾之间的血管和组织，再用眼科剪或小镊子将肾上腺摘除。夹住血管断端的止血钳仍应再夹片刻（不必用线结扎）。

将背部正中线切口牵向右侧，再按上述方法摘除右侧肾上腺。注意右侧肾上腺的位置略高于左侧，且靠近腹主动脉和下腔静脉，手术时应小心，切勿损伤大血管。手术完毕后，依次用细线缝合肌层和皮肤切口，并用 75% 酒精消毒，皮肤缝合。对照组小鼠也应进行与实验组相同的手术创伤，但不摘除肾上腺。

3. 术后动物饲养　术后两组动物在相同条件下饲养 1 周，室温应尽量保持在 20℃ ~ 25℃，喂以高热量和高蛋白饲料，饮水供应充分。

【观察项目】

1. 观察肾上腺摘除对动物存活率的影响　小鼠经上述手术后饲养 1 周，于第 8 天分别统计两组小鼠的存活率，并将存活的小鼠分别称重。比较实验组与对照组的存活率和体重的变化。

2. 观察肾上腺摘除对小鼠的姿态活动及肌肉紧张度的影响　对术后饲养 1 周仍存活的小鼠从第 8 天起停止喂食，只供饮水 2 天，第 10 天分别从实验组和对照组各取小鼠 2 只，置于实验桌上，观察比较它们经过 2 天禁食后活动姿态及肌肉紧张度等的变化。

3. 观察肾上腺摘除对小鼠游泳运动的影响　将禁食 2 天的两组小鼠各取 3 只投入盛有 4℃ ~ 5℃ 冷水的水槽中，并按动秒表记录各组小鼠在水中的游泳时间，直至该组小鼠全部溺水下沉为止。比较两组小鼠游泳运动时间。

4. 观察小鼠游泳运动后恢复情况　将溺水下沉的小鼠及时捞起后，分别观察记录两组小鼠恢复活动的时间和活动情况，并进行比较。

【注意事项】

1. 麻醉勿过深。

2. 进行肾上腺摘除术时动作要轻柔，勿用力按压小鼠，以避免动物窒息致死。

3. 剥离背部肌层，寻找肾上腺时，注意避开该处附近的血管，尽量减少出血。

4. 术后的小鼠尽可能分笼单独饲养，以免其互相撕咬致死。

【思考题】

1. 摘除肾上腺后的小鼠与保留肾上腺的小鼠在冷水中的游泳能力及溺水后恢复活动的时间有何差异？为什么会有这些差异？

2. 如果只摘除小鼠的肾上腺髓质而保留皮质，其对寒冷刺激的耐受力如何？为什么？

第十三章　感觉器官实验

实验 1　视野测定

【实验目的】

学习检查视野方法，了解正常视野的范围及检测的意义。

【实验原理】

视野是指单眼固定注视前方一点时所能看到的空间范围。测定视野有助于了解视网膜、视神经或视觉传导通路和视觉中枢的功能。正常人的视野范围，鼻侧和额侧较窄，颞侧与下侧较宽。在亮度相同的条件下，白色视野最大，黄、蓝次之，红色再次之，绿色最小。

【实验对象】

人。

【实验材料】

视野计，各色视标，视野图纸，铅笔（白、黄、红、绿色）。

【实验方法与步骤】

1. 令受试者背对光线，面对视野计坐下，把下颌放在托颌架上，右侧眼眶下缘靠在眼眶托上，调整托颌架的高度，使眼与弧架的中心点位于同一水平面上，先将弧架调至水平位置，遮住左眼，令右眼注视弧架的中心点，检查者首先选择白色视标沿弧架一端慢慢从周边向中央移动，随时询问受试者是否看见了视标，当受试者回答看见时，就将视标倒移回一段距离，然后再向中央移动，重复测试一次，待得出一致结果时，记下弧架上的相应经纬度数，并将测得的经纬度数记录在视野图上。用同样方法，从弧架另一端测量。

2. 将弧架顺时转动45°角，重复上述操作，如此继续下去，共操作4次，得出8个经纬度数值，将视野图上的8个经纬度数值依次连接起来，就得出白色视野的范围。

3. 按照相同的操作方法，测出右眼的黄、红、绿各色视觉的视野，分别用黄、红、绿三色铅笔在视野图上标出。

4. 以同样方法，测定左眼的白、黄、红、绿四色的视野。

5. 在视野图上记下所测定的眼与注视点间距离和视标的直径。通常前者为33cm，后者为 3mm。

【注意事项】

1. 测定过程中，受试者的被测眼始终凝视弧架的中心点，眼球不能任意移动，只能用"余光"观察视标。

2. 眼必须与弧架中心点保持同一水平。

3. 在实验过程中受试者可略作休息，避免眼睛疲劳而影响实验结果。

4. 测试时，视标移动速度要慢，如有时间可多测几个点，这样所得的视野图就更精确。

【思考题】

1. 为什么单眼视野的形状是不规则的圆形？

2. 为什么不同颜色的视标测出的视野范围不同？

3. 人双眼同色视野是否对称？

实验 2　瞳孔的调节反射和对光反射

【实验目的】

观察瞳孔的调节反射和对光反射，学会瞳孔对光反射的检查方法。

【实验原理】

看近物时，可反射性地引起双侧瞳孔缩小，减少射入眼的光线并减少眼折光系统的球面像差和色像差，使视网膜成像更为清晰，称为瞳孔调节反射。当射入眼的光线强弱发生变化时，可反射性地引起瞳孔直径发生相应的变化，从而调节射入眼的光线，称为瞳孔对光反射。这些反射都是视网膜受到光刺激后，通过大脑而传出的神经反射，检查这些反射可了解反射弧是否正常，有助于某些疾病定位诊断。

【实验对象】

人。

【实验材料】

手电筒、遮光板。

【实验方法与步骤】

1. 瞳孔调节反射　令受试者注视正前方远处的物体，观察其瞳孔的大小，然后将物体由远处向受试者眼前移动，在此过程中观察受试者瞳孔大小的变化，同时注意两眼瞳孔间的距离有无变化。

2. 瞳孔对光反射

（1）在光线较暗处（或暗室内）先观察受试者两眼瞳孔的大小，然后用手电筒照射受试者一侧瞳孔，观察该瞳孔的变化及停止照射时的瞳孔变化。

（2）在鼻梁上用遮光板将两眼视野隔开，再用手电筒照射一侧瞳孔，观察另一侧瞳孔的变化。

【注意事项】

1. 瞳孔调节反射时，受试者两眼要直视物体。

2. 瞳孔对光反射时，受试者两眼需要直视远处，不可注视手电筒。

【思考题】

1. 什么是瞳孔调节反射和对光反射？其反射弧是什么？

2. 瞳孔对光反射的特点及互感反应的机制是什么？

3. 视近物时两眼瞳孔间距有何变化？有何生理意义？

4. 检查瞳孔对光反射有何临床意义？

实验 3 传出神经药物对兔眼瞳孔的作用

【实验目的】

观察拟胆碱药、抗胆碱药及拟肾上腺素药对瞳孔的作用，并分析作用原理。

【实验原理】

瞳孔开大肌上分布有 α 受体，括约肌上分布有 M 受体。α 受体兴奋时扩瞳；M 受体兴奋时缩瞳。阻断时作用相反。

【实验对象】

家兔 2 只。

【实验材料】

兔固定箱、测瞳尺、手电筒；1% 硫酸阿托品溶液、1% 硝酸匹鲁卡品溶液、1% 新福林溶液、0.5% 水杨酸毒扁豆碱溶液。

【实验方法与步骤】

1. 观察给药前瞳孔的情况：取家兔 2 只，于适当强度的光线下，用测瞳尺测量两眼瞳孔大小（mm）。另用手电筒光观察对光反射，即迅速侧照兔眼，如瞳孔能随光照射而缩小，则对光反射为阳性，否则为阴性。

2. 在家兔的结膜囊内滴药，药品及剂量参见下表：

组别	左眼	右眼
甲兔	1% 硫酸阿托品溶液	1% 硝酸匹鲁卡品溶液
乙兔	1% 新福林溶液	0.5% 水杨酸毒扁豆碱溶液

【观察项目】

1. 观察给药后瞳孔的反应：滴药 10 分钟后，在同样强度的光照下，再测甲、乙两兔左、右眼瞳孔的大小和对光反射。

2. 如用匹鲁卡品及毒扁豆碱溶液后，眼的瞳孔已缩小，在这两眼的结膜囊内再滴入 1% 阿托品溶液 2 滴，观察瞳孔大小及对光反射的变化，结果填入表内。

用药前后两组瞳孔大小以及对光反射变化情况

组别	眼睛	药物	用药前		用药后	
			瞳孔大小	对光反射	瞳孔大小	对光反射
甲	左	阿托品				
	右	匹鲁卡品				
	右	匹鲁卡品后再滴阿托品				
乙	左	新福林				
	右	毒扁豆碱				
	右	毒扁豆碱后再滴阿托品				

【注意事项】

1. 测瞳时不能刺激角膜，光照的强度及角度应一致，否则均会影响测瞳结果。

2. 观察对光反射时只能用闪射灯光。

【思考题】

1. 从实验结果分析阿托品和新福林扩瞳作用之区别。

2. 本次实验结果能否证明匹鲁卡品和毒扁豆碱缩瞳作用的机制有所不同？为什么？

实验 4　视敏度测定

【实验目的】

学会视力测定的方法，了解视力测定的原理。

【实验原理】

视力亦称视敏度，指眼分辨物体微细结构的能力。以能分辨空间两点的最小视角作为标准，视角为 1 分角（1 分角 = 1/60 度）时的视力为正常视力。视力表是根据这个原理制定的。

【实验对象】

人。

【实验材料】

视力表、指示棒、遮眼板。

【实验方法与步骤】

1. 将标准视力表悬挂于光线均匀而充足的墙上，且视力表的第 10 行字体应与受试者眼睛在同一高度。

2. 受试者坐或站立在视力表前 5m 处，用遮眼板遮住一眼，另一眼注视视力表。

3. 检查者站在视力表旁，用指示棒自上而下指示表上字体，令受试者说出该字体缺口的朝向，直至能辨认清楚最小一行字体为止。依照表旁所注的数字来确定其视力。

4. 视力表中最上一行字是正常眼睛在 5m 距离处能够辨认的。若受试者对最上一行字也不能清楚辨认，则令其向前移动，直至能辨认清楚最上一行字为止。

5. 用同样方法测试另一眼的视力。

【注意事项】

1. 视力表应挂在光线充足的地方，光源应从受试者的后方射来，避免测试过程中由侧方射入光线干扰测定。

2. 测试过程中应用遮光板遮住一侧眼，不宜用手遮眼。

实验 5   色觉测定

【实验目的】

了解色觉与色盲的发生原理，学会色盲检查的方法和检测人眼的辨色能力。

【实验原理】

色盲可分全色盲和部分色盲两种，常见者为部分色盲。色觉是主观现象，色觉异常往往不易觉察，但可借色盲检查图检查出来。色盲检查图是根据各种类型的色盲患者，不能分辨某些颜色的色调，却能分辨其明亮度的特点，绘制成各种颜色的色调不同而明亮度相同，或各种颜色的色调相同而明亮度不同的色点，以色点组成数字或图形，使色盲者难以辨别，检查出色盲的类型。

【实验对象】

人。

【实验材料】

色觉检查图。

【实验方法与步骤】

1. 在明亮、均匀的自然光线下，令受试者遮蔽一眼，检查另一眼色觉。

2. 检查者向受试者逐页展示色盲检查图，令受试者在 5 秒内读出图表上的数字或图形。如果读错、读不出来或发现正常人不能读出而受试者反能读出等情况，则可按色盲图中说明确定受试者属于哪类色盲。

3. 按上法再检查另一侧眼有无色盲。

【注意事项】

检查最好选择在晴天或光线充足的明亮处进行。此外，检查过程中不得暗示，也不能长时间反复思考。

实验 6   人体听力检查和声音的传导途径

【实验目的】

学习听力检查法，比较空气传导和骨传导的听觉效果，了解听力检查在临床上的意义。

【实验原理】

声音由外界传入内耳可以通过气传导和骨传导两个途径完成，声波经外耳道引起鼓膜振动，再经听骨链和卵圆窗膜进入耳蜗，这一条声音传导途径称为气传导，是声波传导的主要途径；声波可引起颅骨的振动，再引起位于颞骨骨质中的耳蜗内淋巴的振动，这种传导途径称为骨传导。从一个方向传来的声音，到达两耳的时相和强度不同，据此听觉系统可辨别音源的方向。

【实验对象】

人。

【实验材料】

秒表、直尺、音叉、棉花、橡皮锤。

【实验方法与步骤】

1. 受试者闭目静坐，检查者手持音叉柄，打击音叉臂的前1/3处，将震动之音叉先在受试者左侧、右侧及前面等方位给予声音刺激。请受试者判定音源的位置，然后再用棉花塞住一侧外耳道，重复进行试验，判断听力是否与前相同。

2. 以棉花塞紧左耳，取秒表至受检者耳1m远处，由远及近，反复测定刚能听见秒表声的距离，即为该耳的听距。

3. 韦伯试验（比较两耳的骨传导）：将已振动的音叉放在前额正中发际处，让受试者区别声响偏向何侧，如觉声响在中间，表明两耳骨传导听力相等。

4. 任内试验（比较同耳的气传导和骨传导）：将已振动之音叉柄置于颞骨乳突上，待听不到声音时立即将音叉移放于外耳道口1cm处，注意是否还能听到声音。反之，将振动音叉先置于外耳道口，待听不到声音后，再将音叉柄置于乳突上，注意受试者是否又听到声音。

5. 用棉花塞住受试者一侧外耳道，然后在此侧重复任内试验、韦伯试验。

【观察项目】

记录受试者的听距，并比较气传导和骨传导的不同。

【注意事项】

1. 应保持室内安静，实验过程中尽量避免产生声音。

2. 受试者应闭目静坐。

实验7　视觉调节反射和瞳孔对光反射

【实验目的】

观察视觉调节反射与瞳孔对光反射。

【实验原理】

人眼由远视近或由近视远时会发生调节反射。当由远视近时，引起晶状体凸度增加，同时发生缩瞳和两眼辐辏；由近视远时，即发生相反的变化。人眼在受到光刺激时，瞳孔缩小，称为瞳孔对光反射。本实验应用球面镜成像规律，证明在视近物时眼折光系统的调节主要是晶状体前表面凸度的增加，并观察视近物时和光刺激时瞳孔缩小的现象。

【实验对象】

人。

【实验材料】

蜡烛、火柴、电筒。

【实验方法与步骤】

1. 在暗室内进行实验，点燃的蜡烛放于受试者眼的前外方，让受试者注视数米外的某一目标。检查者可以观察到蜡烛在受试者眼内的三个烛像。其中最亮的中等大小的正像是由角膜前表面反射而成；通过瞳孔可见到一个较暗而大的正立像，系由晶状体前表面反射而成；另一个较亮而最小的倒立像，则是晶状体后表面的反射而形成。由于角膜和晶状体前表面均为向前的凸面，故形成正立像；晶状体前表面曲率小于角膜前表面曲率，故其像较大且暗。晶状体后表面为凹面向前，其像为倒立，且小而亮。

2. 让受试者转而注视 15cm 处的近物（可由检查者竖一手指作为目标），此时可见图中最大的正立像向最亮的正立像靠近且变小。这说明视近物时晶状体前表面凸度增加靠近角膜，曲率变大，而角膜前表面和晶状体后表面的曲率及位置均未明显改变。这就是眼的调节反射。

3. 在受试者注视近物时，还可见到瞳孔缩小，双眼向鼻侧会聚，前者称缩瞳反射，后者称辐辏反射。

4. 让受试者注视远方，观察其瞳孔大小。再用手电筒照射受试者一眼，可见受光照眼瞳孔即刻缩小。然后用手在鼻侧挡住以防止光照射另一眼，重复上述试验，可见双眼瞳孔同时缩小，称为互感性光反射。

实验 8　破坏动物一侧迷路效应

【实验目的】

观察迷路在调节肌张力、维持机体姿势中的作用。

【实验原理】

内耳迷路由三部分组成：耳蜗、前庭（椭圆囊、球囊）和三个半规管，后两部分合称为前庭器官，前庭器官是人体对自身运动状态和头在空间位置的感受器，兴奋时能反射性调节肌紧张，维持机体的平衡与姿势。一侧迷路功能丧失，可使肌紧张协调发生障碍，失去维持正常姿势与平衡能力，由于迷路功能消失所引起的眼外肌紧张障碍还会发生眼球震颤。

【实验对象】

豚鼠或蟾蜍。

【实验材料】

哺乳类动物手术器械、滴管、棉球、明胶海绵、探针、水盆、纱布、氯仿、乙醚。

【实验方法与步骤】

1. 消除豚鼠一侧迷路功能 先观察豚鼠活动情况，然后将豚鼠侧卧，拽住上侧耳廓用滴管向外耳道深处滴入氯仿 2~3 滴，握住动物片刻，防止乱动，以使氯仿通过渗透作用于半规管，消除其感受功能。约 10 分钟后，用手握住动物后肢，观察动物头部位置，颈部、躯干两侧及四肢的肌紧张度、眼球震颤等变化，注意变化时发生在迷路功能健侧还是功能消失一侧。任其自由活动时，可见动物向消除迷路功能一侧做旋转运动或滚动。

2. 破坏蟾蜍一侧迷路 选用水中游泳姿势正常的蟾蜍，乙醚麻醉后，用纱布包住蟾蜍的躯干及四肢，腹部向上，令其张口，用手术刀或剪刀在颅底口腔黏膜做一横向切口，分开黏膜，可见"十"字形副蝶骨，副蝶骨左右两侧的横突，即迷路所在部位。将一侧横突骨质削去一部分，可见粟粒大小的小白丘，此即为迷路，用探针刺入小白丘深约 2mm，破坏迷路。数分钟后，观察蟾蜍静止和爬行的姿势以及游泳姿势的改变，可见蟾蜍头部、躯干均歪向迷路破坏一侧。

【注意事项】

1. 选择健康、对称运动好，两眼无残疾的动物。

2. 破坏或麻醉迷路前应认真观察动物的姿势、状态及运动情况。

3. 氯仿是一种高脂溶性全身麻醉药，不可滴入过多，以免造成动物死亡。

4. 蟾蜍颅骨板薄，损伤迷路时部位要准确，用力适度，勿损伤脑组织。

【思考题】

1. 何谓前庭器官，有哪几部分组成，它们的生理功能是什么？

2. 破坏动物一侧迷路后，头及躯干状态有哪些变化？为什么？

第十四章　中枢神经系统实验

实验 1　反射弧的分析

【实验目的】

利用脊蛙分析反射弧的组成，探索与反射活动的关系。

【实验原理】

在中枢神经系统参与下，机体对刺激所引起的适应性反应，称为反射。反射活动的结构基础是反射弧，它一般包括感受器、传入神经、中枢、传出神经和效应器五部分。反射弧的任何一部分受到破坏，均不能实现完整的反射活动。

【实验对象】

蛙。

【实验材料】

蛙类手术器械 1 套、铁支架、铁夹、刺激电极、电刺激器、棉球、纱布、培养皿、烧杯、1%～5%硫酸溶液。

【实验方法与步骤】

1. 制备脊蛙：取蛙 1 只，用粗剪刀由两侧口裂剪去上方头颅，保留下颌部分，以棉球压迫创口止血，然后用夹子夹住下颌，悬挂在铁支架上。

2. 用培养皿盛 1%硫酸溶液，将蛙左侧后肢的脚趾尖浸于硫酸溶液中，观察屈肌反射有无发生。然后用烧杯盛自来水洗去皮肤上的硫酸溶液，并用纱布擦干。

3. 围绕左侧后肢在趾关节上方皮肤做一环状切口，将足部皮肤剥掉，重复步骤 2。

4. 按步骤 2 的方法以硫酸溶液刺激右侧脚趾，观察有无反射发生。

5. 分离、剪断坐骨神经：在右侧大腿背侧剪开皮肤，在股二头肌和半膜肌之间分离坐骨神经，在神经上做两个结扎，在两个结扎之间剪断神经，并重复实验步骤 4，观察右后肢有何反应。

6. 用浸有 5%硫酸溶液的小滤纸片贴在蟾蜍下腹部，观察是否有搔爬反射。

7. 以适当强度的连续脉冲刺激坐骨神经的外周端，观察有何反应。

8. 以探针破坏蛙的脊髓，再重复步骤 6 和步骤 7，观察有何反应。

【注意事项】

1. 剪颅脑部位应适当，太高则部分脑组织保留，可能会出现自主活动，太低则伤及上部脊髓，可能使上肢的反射消失。

2. 破坏脊髓时应完全，以见到两下肢伸直，肌肉松软为指标。

3. 浸入硫酸中的部位应仅限于趾尖部位，每次浸入的范围、时间要相同，趾尖不能与培养皿接触。

4. 每次用硫酸刺激后，应立即用自来水洗去皮肤残存的硫酸，再用纱布擦干，以保护皮肤并防止再次接受刺激时冲淡硫酸溶液。

5. 剥离脚趾皮肤要干净，以免影响结果。

【思考题】

1. 在反射弧分析各项实验中会出现什么结果？其机理是什么？

2. 何为屈肌反射？用硫酸溶液浸趾尖引起的屈肌反射的反射弧包括哪些具体组成部分？

实验 2　脊髓反射特性

【实验目的】

利用脊蛙观察脊髓反射活动的基本特征。

【实验原理】

将动物的高位中枢切除，只保留脊髓的动物称为脊动物。此时，动物产生的各种反射活动为脊髓反射。脊髓反射具有总和、后放、扩散、抑制等特征。

【实验对象】

蛙或蟾蜍。

【实验材料】

蛙类手术器械、铁支架、双凹夹、肌夹、电刺激器、刺激电极、秒表、烧杯、滤纸、纱布；0.3% ~0.5% 硫酸溶液、任氏液、食盐结晶颗粒。

【实验方法与步骤】

制备脊蛙参见本章实验1。

【观察项目】

1. 反射时的测定　由刺激感受部分到反射活动出现所需的时间，称为反射时。分别将蟾蜍两后肢的脚趾尖浸入装有0.3%硫酸溶液的培养皿中（两侧浸没的范围应相等，仅限于趾尖），秒表分别记录两后肢从浸入时到腿产生屈曲所需要的时间。然后用烧杯盛清水洗净皮肤上的硫酸，并用纱布擦干，重复3次（注意每次浸入的部位、时间必须一致），求其平均值即为反射时。用0.5%硫酸溶液重复上述步骤。

2. 总和

（1）空间总和：将两个刺激电极各连接至刺激器后，分别接触蟾蜍同一后肢的相互紧靠的两处皮肤，并各自找出接近阈值的阈下刺激强度，当分别进行单个电刺激时均不引起反应，然后以同样的阈下刺激强度，同时刺激上述两处的皮肤，观察。

（2）时间总和：用一个刺激电极，以其阈下刺激强度反复刺激同一处皮肤，观察有无反射发生。

3. 后放 用适宜的强度重复电刺激蟾蜍后肢皮肤，以引起蟾蜍的反射活动后立即停止刺激，观察是否有连续的反射活动发生，并以秒表计算自刺激停止时起，到反射动作结束之间的时间，比较强刺激与弱刺激的后放时间。

4. 扩散 以弱的重复电刺激蟾蜍的前肢，观察反应部位的范围。逐渐加大刺激的强度，观察在强刺激下其反应部位有无增加。

5. 抑制

（1）传入侧支抑制（交互抑制）：测定反射时后，用血管钳夹住一侧前肢，待动物安静后，再重复测定该侧后肢的反射时，观察反射时有无延长。

（2）中枢抑制（谢切诺夫抑制）：另取 1 只蟾蜍，沿蟾蜍眼睛后缘剪去头部（即相当于切除大脑半球部分），将下颌穿线，悬于铁支架上，测定反射时后，用滤纸将头部创口的血液拭干，取面较平、大小适宜的干燥食盐结晶颗粒放于视丘断面上，待动物安静后，立即测定反射时，取去盐粒，将动物头朝下用任氏液充分洗涤视丘断面，再测反射时，比较结果有何不同。

6. 搔爬反射 将浸以硫酸溶液的小滤片一块，约 1cm×1cm，贴在脊蟾蜍腹部下段皮肤上，可见四肢均向此处搔爬，直到除掉滤纸片为止。

【注意事项】

1. 剪掉蟾蜍颅脑时，应将蟾蜍的头部朝下，腹部朝上，以防止其蟾酥向人喷射。

2. 接触电极的皮肤部位应有一定的湿度，以免皮肤过于干燥引起电阻增大，导致电流强度减少而影响刺激效应。

3. 找准刺激的阈值，以便确定阈下刺激与阈上刺激。

【思考题】

1. 何谓反射时？影响反射时长短的主要因素是什么？

2. 以突触传递、中枢神经元之间联系方式和中枢抑制等理论知识，解释脊髓反射的总和、后放、扩散、抑制等现象的机理。

3. 临床上常用于检查脊髓反射的人体腱反射有哪些？它们的反射弧怎样？

实验 3 大脑皮层运动区功能定位和去大脑僵直

【实验目的】

观察去大脑僵直现象，验证中枢神经系统有关部位对肌紧张具有调节作用。

【实验原理】

中枢神经系统对伸肌的肌紧张具有易化作用与抑制作用，通过这两种作用使骨骼肌保持适当的肌紧张，以维持机体正常姿势。脑干网状结构是这两种作用发生功能联系的一个重要整合机构。如在动物中脑上、下丘之间离断脑干，则抑制肌紧张的作用减弱而易化肌紧张的作用相对加强，动物将出现头尾昂起、四肢伸直、脊柱挺硬的角弓反张现象，称为去大脑僵直。

【实验对象】

家兔。

【实验材料】

哺乳类动物手术器械、颅骨钻、小咬骨钳、明胶海绵、纱布、气管插管、丝线；生理盐水、液体石蜡、20%氨基甲酸乙酯。

【实验方法与步骤】

1. 麻醉　由兔耳缘静脉注射 20% 氨基甲酸乙酯 4ml/kg。

2. 颈部手术　将兔仰位固定于手术台上，剪去颈部的毛，沿颈部正中线切开皮肤，分离皮下组织及肌肉，暴露气管，插入气管插管，找出两侧颈总动脉，分别穿线结扎，以避免脑部手术时出血过多。

3. 脑部手术　将兔转为俯卧位，头部抬高，固定，剪去头顶部的毛，自两眉弓至枕骨部沿矢状缝将头皮切开，暴露头骨及颞肌，将颞肌上缘附着在头骨的部分切开，用手术刀柄将颞肌自上而下剥离扩大，顶骨暴露，并刮去颅顶骨膜，用颅骨钻在顶骨两侧各钻一孔，用咬骨钳沿骨孔朝后渐渐扩大创口至枕骨结节，暴露出双侧大脑半球的后缘，用小镊子夹起硬脑膜，仔细剪除，暴露出大脑皮层并滴少许石蜡以防脑表面干燥。

4. 横断脑干　松开动物四肢，左手将动物的头托起，右手用手术刀柄从大脑半球后缘与小脑之间伸入，轻轻托起两大脑半球枕叶，即可见到中脑上、下丘部分（四叠体），用手术刀在上、下丘之间向裂口方向呈 45°角插至颅底，将脑干横断（图 14 - 1）。

【观察项目】

1. 将兔摆放成侧卧位，几分钟后可见兔的躯干和四肢逐渐变硬伸直，前肢较后肢更明显，头昂举，尾上翘，呈角弓反张状态，即为去大脑僵直现象。

2. 明显的僵直现象出现后，在下丘稍后方再次切断脑干，观察肌紧张变化。

【注意事项】

1. 动物麻醉不宜过深，可给半量以免去大脑僵直不出现。术中动物挣扎可给少许局部麻醉。

2. 咬骨钳接近骨中线和枕骨时尤需防止伤及矢状窦而致大出血，应暂时保留矢状窦处的颅骨，细心将矢状窦与头骨内壁剥离，然后再轻轻去除保留的颅骨，并在矢状窦的前后两端各穿一线结扎。

3. 横断脑干几分钟后，僵直仍不明显时，可试用牵拉四肢（肢体伸肌传入）、扭动颈部（颈肌传入）、动物仰卧（前庭传入）等办法，使僵直易于出现。

4. 切断部位要准确，过低将伤及延髓，导致呼吸停止，过高则不出现去大脑僵直现象。如动物横断脑干后 5 ～ 10 分钟仍不出现僵直现象，呼吸尚平稳，可在原切断面再向后 2mm 处重新切一刀。

5. 横断脑干时，可将兔放于地上操作。

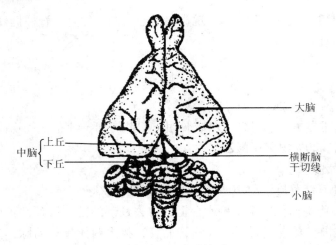

图 14 - 1　切断部位

【思考题】

1. 去大脑僵直产生的机制是什么？

2. 什么叫 α 僵直和 γ 僵直？去大脑僵直应属于哪种僵直？为什么？

3. 将动物脊髓的背根切断，会出现什么结果？

实验 4　大脑皮层诱发电位

【实验目的】

学习哺乳类动物大脑皮层诱发电位的引导方法，掌握计算机叠加平均技术，了解波形特征和形成原理。

【实验原理】

大脑皮层诱发电位是指感觉传入系统任何一点受刺激时，在皮层某一区域引出的波幅较小的电位变化，由于皮层不断活动可产生波幅较大的自发性脑电，因此诱发电位常被淹没在自发脑电波中。鉴于自发脑电越低，诱发电位就越清楚，因而使用深度麻醉的方法来降低自发脑电而突出诱发电位。同时，由于诱发电位的潜伏期主反应较恒定，并与刺激有较严格的锁时关系，可利用计算机生物信号采集系统的叠加技术，使诱发电位通过叠加幅度加大；而自发脑电和噪音是随机的，叠加可互相抵消，从而使诱发电位从自发脑电背景和噪音中分离出来。

【实验对象】

家兔或豚鼠。

【实验材料】

哺乳类动物手术器械，兔手术台，脑立体定位仪，银球电极（直径 1mm 的银丝，头端呈球形），保护电极，牙科钻或颅骨钻，小咬骨钳，明胶海绵，滴管，棉花，生物信号采集系统，38℃温生理盐水和液体石蜡，20% 氨基甲酸乙酯。

【实验方法与步骤】

1. 麻醉：由耳缘静脉注射20%氨基甲酸乙酯5ml/kg，实验中可酌情补充用量，麻醉深度以维持呼吸在20～24次/分为宜，此时的皮层自发脑电较小。

2. 气管插管。

3. 头部手术：将兔转为俯卧位，兔头固定于脑立体定位仪，剪去头顶部的毛，沿头顶正中线切开头皮5～7cm，暴露颅骨骨缝，用手术刀柄刮去骨膜，在前囟左侧约4mm处（如前囟不易确定时，则人字缝往前17.5mm处即为前囟）用颅骨钻钻一小口，用咬骨钳扩大孔径7～10mm，滴少许38℃液体石蜡，防止皮层干燥和冷却。

4. 分离桡浅神经：在右前肢桡侧，肘关节上缘切开皮肤，分离桡浅神经约2cm，把神经置于保护电极上，盖以38℃液体石蜡棉条，用止血钳夹闭皮肤切口。保护电极与生物信号采集系统的刺激器输出相连。

5. 连接实验仪器装置：将皮层引导电极装在脑立体定位仪的三维推进器上，电极尾端与生物信号采集系统输入端相连。参考电极夹在动物头皮边缘上，动物妥善接地。移动三维推进器，使电极头端的银球通过颅顶的小孔与皮层的表面接触。接地点应远离引导电极，如刺激右上肢，可将动物左上肢接地。

6. 打开计算机，启动生物信号采集系统，点击菜单"实验/实验项目"，按计算机提示逐步进入大脑皮层诱发电位的实验项目。

【观察项目】

刺激前先记录麻醉状态时的大脑皮层自发脑电，如果自发脑电电位较大，表示麻醉深度不够，可适当追加麻醉剂，但剂量一般不超过规定量的10%。给予刺激，观察皮层诱发电位是否出现。一般是在刺激伪迹之后出现一稳定的电位变化，波形由主反应和后放两部分组成：主反应一般在刺激后5～12ms出现，即潜伏期为5～12ms，为先正后负的电位变化，主要是由大锥体细胞产生的综合电位变化；后放是主反应之后出现的一系列正相的周期性电位变化，是皮层与丘脑接替核之间环路活动的结果。如果记录的诱发电位不明显，可移动引导电极，逐点探测，寻找诱发电位幅度最大且恒定的区域。

【注意事项】

1. 仪器及动物必须接地良好。

2. 开颅后，应经常更换温液体石蜡，保持脑温。因大脑神经细胞对温度变化十分敏感。

3. 开颅时，注意避免损伤血管，一旦血管破裂出现血凝块，将会影响实验结果。

4. 引导电极接触皮层时，要松紧适度，压得太紧，会损伤皮层，影响结果。

5. 动物麻醉适当深些，使自发脑电波抑制，诱发电位才会明显地显示出来。

【思考题】

1. 如何区别皮层诱发电位与自发脑电？

2. 大脑皮层诱发电位有何特征？有何生理与临床意义？

3. 分析诱发电位潜伏期长短同什么相关？

4. 皮层诱发电位的主反应是否是动作电位？

实验 5   有机磷农药的中毒及解救

【实验目的】

观察有机磷农药中毒的症状及中毒时血液胆碱酯酶活力的抑制情况。通过比较阿托品、解磷定对有机磷中毒的解救效果及对血液胆碱酯酶活力的影响，初步探讨两药的解毒原理。

【实验原理】

有机磷酸酯类可与体内胆碱酯酶结合，使胆碱酯酶 AchE 失活，失去水解乙酰胆碱（Ach）的能力，导致乙酰胆碱在体内堆积从而过度兴奋 M、N 受体，引起一系列中毒症状。阿托品是 M 受体阻断剂，能有效解除有机磷酸酯类中毒引起的 M 样症状，但不能恢复胆碱酯酶的活性。解磷定是 AchE 复活剂，能使被有机磷酸酯类抑制的胆碱酯酶回复活性，对 M 样及 N 样症状均有效。两药合用可提高解救效果。

【实验对象】

家兔。

【实验材料】

注射器、灌胃针头、预先加草酸钾的试管、试管架、刀片、干棉球、瞳孔尺；50% 对硫磷（1605）（或 5% 精制敌百虫溶液）、0.2% 硫酸阿托品溶液、2.5% 解磷定溶液、二甲苯（测定血液胆碱酯酶活力）。

【实验方法与步骤】

1. 取家兔 2 只，以甲、乙编号，称其体重，观察下列指标：活动情况，呼吸（频率、幅度、是否困难等），瞳孔大小，唾液分泌，大小便，肌张力及有无肌震颤等，分别加以记录。

2. 将家兔分别放于固定箱内，以蘸有二甲苯的棉球涂擦耳壳，使血管扩张。当充血明显时，用刀片切割耳静脉（切口不要过大、过深），让血液自然流出，滴入预先置有少量草酸钾结晶的试管内，立即摇匀，供测定血液胆碱酯酶活力之用。如取用后切口流血不止，可用干棉花按住，再夹木夹止血。

3. 两兔同样给予有机磷农药。如用对硫磷（1605），可按 150mg/kg 的剂量，用带灌胃针头的注射器吸取后，从嘴角滴入家兔口腔。如用敌百虫，则按 100mg/kg 的剂量，由耳缘静脉注入。密切注意给药以后家兔各项生理指标的变化，加以记录。中毒症状明显后，再按上法取血，留待胆碱酯酶活力测定。

4. 立即给甲兔静脉注射 0.2% 硫酸阿托品 1ml/kg，给乙兔静脉注射 2.5% 解磷定 2ml/kg，然后每隔 5 分钟，再检查各项生理指标一次，观察两只动物的情况有无好转，特别注意甲兔和乙兔的区别。至有关中毒症状明显消减以后，再由两兔的静脉取血，测定血液胆碱酯酶活力。

【观察项目】

有机磷农药及解救药物对家兔的影响

组别	体重（kg）	观察阶段	剂量及途径	活动情况	呼吸情况	瞳孔大小	唾液多少	大小便次数及形状	肌紧张度及震颤	血液胆碱酯酶活力
甲兔		给药前								
		给对硫磷后								
		给阿托品后								
乙兔		给药前								
		给对硫磷后								
		给解磷定后								

【注意事项】

1. 对硫磷为剧毒药，且可从皮肤吸收，如与手接触，应立即肥皂清洗。

2. 给家兔灌胃对硫磷或静注敌百虫后，如到15分钟还未出现中毒症状，可再给1/3量。

3. 本实验为分析阿托品和解磷定解毒机制而设，在临床实际应用中须将阿托品与解磷定配合应用，才能获得最好的解毒效果。

【思考题】

分析有机磷农药的中毒机制及阿托品和解磷定的解毒原理。

实验6 氯丙嗪、普萘洛尔的抗缺氧作用

【实验目的】

观察普萘洛尔、氯丙嗪的抗缺氧作用，并分析可能机理。

【实验原理】

氯丙嗪有安定作用，且能抑制体温调节中枢，有降低氧耗作用；普萘洛尔能抑制心脏，降低心肌耗氧量。把小鼠分别给药后放入磨口瓶中，记录常压缺氧状态中不同组小鼠的存活时间，统计学处理后评价受试药物的抗缺氧作用。

【实验对象】

小鼠4只。

【实验材料】

500ml或250ml广口瓶（磨口）、秒表、注射器、电子天平；0.025%盐酸氯丙嗪溶液、0.05%盐酸异丙肾上腺素、0.5%普萘洛尔、钠石灰、生理盐水、凡士林。

【实验方法与步骤】

取体重、周龄相近的小鼠4只，称重，甲、乙两鼠皮下注射0.05%盐酸异丙肾上腺素0.4ml/10g，丙鼠皮下注射生理盐水0.2ml/10g，丁鼠皮下注射0.025%氯丙嗪

0.2ml/10g。15分钟后甲鼠腹腔注射普萘洛尔0.2ml/10g，其余三鼠均腹腔注射生理盐水0.2ml/10g，然后将四鼠同时放入四个相同大小的广口瓶中（广口瓶底层事先放入15g钠石灰），并盖严广口瓶（瓶口涂少量凡士林以密封）。开动秒表，记录4只小鼠在低氧状态下的存活时间（呼吸停止时停表）。

【观察项目】

各实验组小鼠在广口瓶中（低氧状态下）的存活时间，汇集全部实验数据，做t检验检查，进行两两组间比较。

各组小鼠在广口瓶中（缺氧状态下）的存活时间

组别	药品及剂量	途径	15分钟后给药， （腹腔注射，0.2ml/10g）	置入密闭容器中的存活时间 （分钟）
甲	异丙肾上腺素（0.4ml/10g）	皮下注射	普萘洛尔	
乙	异丙肾上腺素（0.4ml/10g）	皮下注射	生理盐水	
丙	生理盐水（0.2ml/10g）	皮下注射	生理盐水	
丁	氯丙嗪（0.2ml/10g）	皮下注射	生理盐水	

【注意事项】

1. 所用广口瓶密闭不漏气，广口瓶容量一致。

2. 钠石灰（氧化钙和氢氧化钙或氢氧化钾的混合物）吸水和二氧化碳变色后，立即更换。

【思考题】

1. 依据理论预测动物死亡次序。

2. 结合本次实验结果，分析氯丙嗪、普萘洛尔、异丙肾上腺素对氧代谢的影响及机制。

实验7 氯丙嗪的镇吐作用

【实验目的】

观察氯丙嗪对去水吗啡催吐的拮抗作用。

【实验原理】

去水吗啡可兴奋延髓催吐化学感受区而产生催吐作用；氯丙嗪可阻断延髓催吐化学感受区的D_2受体，产生镇吐作用。

【实验对象】

犬2只。

【实验材料】

2.5%氯丙嗪注射液、0.2%去水吗啡溶液、生理盐水、注射器。

【实验方法与步骤】

取犬 2 只，称重，喂给食物并观察其活动情况。然后给甲犬皮下注射 2.5% 氯丙嗪注射液 0.2ml/kg；乙犬注射生理盐水 0.2ml/kg。15 分钟后分别给两犬皮下注射 0.2% 去水吗啡溶液 0.1ml/kg，比较两犬反应之不同。

【观察项目】

两次给药对犬的影响

组别	体重（kg）	第一次给药		第二次给药	
		药物（皮下注射，0.2ml/kg）	犬的反应	药物（皮下注射，0.2mg/kg）	犬的反应
甲		2.5% 盐酸氯丙嗪		0.2% 去水吗啡	
乙		生理盐水		0.2% 去水吗啡	

【注意事项】

实验完毕也应给乙犬注射盐酸氯丙嗪，以制止呕吐。

【思考题】

讨论氯丙嗪的镇吐作用机制及其临床适应证。

实验 8 药物对中枢兴奋剂致惊厥的拮抗作用

【实验目的】

1. 观察安定（地西泮）、戊巴比妥钠对回苏灵（盐酸二甲弗林）等中枢兴奋剂致惊厥的拮抗作用，分析其可能机制。

2. 学习筛选抗惊厥药物的方法。

【实验原理】

回苏灵（盐酸二甲弗林）为呼吸兴奋药，能兴奋中枢神经系统致动物惊厥。安定、巴比妥类为镇静催眠药，能对抗回苏灵致惊厥作用。

【实验对象】

小鼠 3 只。

【实验材料】

注射器、电子天平、鼠盒、计时器；生理盐水、0.5% 安定注射液、0.25% 戊巴比妥钠溶液、0.08% 回苏灵溶液（或 0.375% 尼可刹米溶液）、标号溶液（苦味酸或记号笔）。

【实验方法与步骤】

1. 取体重相近的小鼠 3 只，称重，标号。

2. 3 只小鼠分别腹腔注射（ip）0.5% 安定注射液 0.1ml/10g、0.25% 戊巴比妥钠溶液 0.1ml/10g、生理盐水 0.1ml/10g。给药后 15 分钟依次给各鼠皮下注射（sc）0.08% 回苏灵溶液 0.2ml/10g［或 0.375% 尼可刹米溶液（ip）0.1ml/10g］。

【观察项目】

观察并记录各鼠有无阵挛、翻转、强直、死亡现象。

安定、戊巴比妥钠对回苏灵致惊厥作用的影响

组别	体重 (g)	第一次注射药物 (ip, 0.1ml/10g)	15 分钟后第二次给药 (sc, 0.2ml/10g)	回苏灵注射后反应			
				阵挛	翻转	强直	死亡
1		0.5% 安定注射液	0.08% 回苏灵				
2		0.25% 戊巴比妥钠	0.08% 回苏灵				
3		生理盐水	0.08% 回苏灵				

【思考题】

1. 从实验结果分析安定、戊巴比妥钠是否有抗惊厥作用？

2. 安定、戊巴比妥钠两药对中枢神经系统的抑制作用机理是什么？有何不同？

3. 安定、戊巴比妥钠的临床用途是什么？是否和剂量有关？

4. 安定、戊巴比妥钠中枢抑制药中毒可以用何药解救？

实验 9　药物的镇痛作用

一、小鼠扭体法

【实验目的】

1. 了解化学刺激法制造动物疼痛模型。

2. 观察度冷丁、颅痛定的镇痛作用，分析药物作用机制。

【实验原理】

任何外界的或体内的伤害性刺激（物理的或化学的）均可导致局部组织破坏，释放各种内源性致痛因子。这些因子刺激广泛分布在皮肤各层、小血管和毛细血管旁结缔组织、腹膜脏层和壁层处的游离神经末梢（痛觉感受器），经过一系列的神经传导（上行和下行），引起疼痛。引起疼痛的内源性致痛因子一般有三个来源：①直接从损伤细胞中溢出，如 K^+、H^+、$5-HT$ 等。②由损伤细胞释放出有关的酶，然后在局部合成产生，如缓激肽、前列腺素等。③由伤害性感受器本身释放，如 P 物质。现有临床镇痛药按作用部位分为中枢性镇痛药及外周镇痛药，如吗啡、度冷丁是中枢阿片受体激动剂，可模拟内源性脑啡肽系统镇痛，颅痛定能促进脑啡肽释放，起到镇痛效应，阿司匹林则通过减少外周前列腺素合成起效。

在基础医学研究中，筛选镇痛药的常用致痛方法有物理法（热、电、机械）和化学法。动物的疼痛反应常表现出嘶叫、舔足、翘尾、蹦跳及皮肤、肌肉抽搐。化学法即将某些化学物质，如强酸、强碱、钾离子、缓激肽等，涂布于动物的某些敏感部位或腹腔注射，诱发受试动物腹痛，引起动物的"扭体反应"（表现出特征性的躯体伸缩行为：腹部内凹、躯干与后腿伸张、臀部抬高等）。镇痛药物可减少注射化学物质后动物的扭体潜伏期、单位时间内扭体次数和扭体发生率，小鼠扭体法（化学法）是筛选镇痛药常用方法之一。

【实验对象】

小鼠（6 只），体重 20～25g。

【实验材料】

鼠笼、电子天平、注射器（1ml）、注射针头、秒表；0.2% 度冷丁溶液、0.2% 颅痛定溶液、生理盐水、0.7% 冰醋酸（或 0.05% 酒石酸锑钾）溶液、苦味酸溶液。

【实验方法与步骤】

1. 实验动物分组　取小鼠 6 只，称重，随机分为 3 组，每组 2 只，编号。

2. 造模及给药　第 1 组腹腔注射（ip）0.2% 度冷丁溶液，第 2 组腹腔注射 0.2% 颅痛定溶液，第 3 组腹腔注射生理盐水，剂量均为 0.1ml/10g。20 分钟后，各组小鼠分别腹腔注射 0.7% 冰醋酸（或 0.05% 酒石酸锑钾）0.2ml/10g。

【观察项目】

1. 观察是否出现扭体反应及记录注射致痛剂后 20 分钟内各鼠的扭体次数。

2. 汇集全部实验数据，将扭体反应次数、扭体反应发生率做两两比较统计学分析，评价两药物的镇痛作用。

度冷丁、颅痛定对小鼠扭体反应次数、扭体反应发生率的影响

组别	鼠数（只）	给药剂量及途径 (0.1ml/10g, ip)	20 分钟后 0.7% 冰醋酸, ip	扭体反应次数 （20 分钟内）	扭体反应发生率（%）
1	2	0.2% 度冷丁	0.2ml/10g		
2	2	0.2% 颅痛定	0.2ml/10g		
3	2	生理盐水	0.2ml/10g		

【注意事项】

1. 冰醋酸或酒石酸锑钾溶液宜新鲜配制。

2. 小鼠体重轻，"扭体反应"次数较低。

3. 独笼独鼠，避免各鼠间的相互干扰，影响结果。

4. 保证室温（20℃ 为宜），避免冷缩的干扰。

5. 动物的疼痛反应个体差异较大，因此应提高样本量保证实验结果的可靠性。

【思考题】

1. 疼痛产生的机制是什么？

2. 酒石酸锑钾在实验设计中作用是什么？疼痛造模方法有哪些？

3. 根据实验结果分析度冷丁与颅痛定的镇痛作用机制及特点。

4. 度冷丁与颅痛定的临床用途是什么？

5. 本次实验结果是否与理论相符合？如不符合试分析原因。

二、小鼠热板法

【实验目的】

观察吗啡、阿司匹林、延胡索乙素的镇痛作用，掌握实验方法。

【实验原理】

正常动物接触热板（55℃）致舔后足为止这段时间为动物的痛阈值，测量给药前及给药后不同时间点的动物痛阈改变来计算痛阈提高百分率，做时效曲线以比较不同药物体内作用特点（起效速度、维持时间）。此法可为筛选镇痛药或比较药物镇痛效价的方法之一。

【实验对象】

小鼠（18～22g，雌性）。

【实验材料】

恒温水浴（或热板仪）、温度计、1000ml 烧杯、鼠笼、电子天平、注射器、秒表；0.1％盐酸吗啡溶液、4％阿司匹林混悬液、0.2％延胡索乙素、生理盐水、苦味酸溶液。

【实验方法与步骤】

1. 实验动物分组　取小鼠 4 只，随机分成甲、乙、丙、丁 4 组，标号，称重。

2. 给药前痛阈值测定　将恒温水浴锅的水（或用热板仪）调节至 55℃ ±0.5℃。放入 1000ml 烧杯，将小鼠放于烧杯内（或热板上），测定各小鼠的正常痛反应，共测 2 次，两次间隔 5 分钟，取平均值作为给药前痛阈值（痛阈值为小鼠接触热板起到舔后足为止或跳跃起的时间）。

3. 给药　甲鼠腹腔注射生理盐水 0.15ml/10g，乙鼠腹腔注射 0.2％延胡索乙素 0.2ml/10g，丙鼠腹腔注射 0.1％盐酸吗啡溶液 0.15ml/10g，丁鼠灌胃 4％阿司匹林混悬液 0.15ml/10g。

【观察项目】

观察三药的镇痛作用，测量给药后 15 分钟、30 分钟、45 分钟，60 分钟时间点小鼠痛阈值，综合实验室结果，求出平均值后按下列公式计算出用药后 15 分钟、30 分钟、45 分钟、60 分钟时间点痛阈提高百分率，填写下表；并通过镇痛作用时效曲线的绘制加以比较（横坐标为时间，纵坐标为痛阈提高百分率）。

$$痛阈提高百分率 = \frac{给药后痛阈 - 给药前平均痛阈}{给药前平均痛阈值} \times 100\%$$

吗啡、阿司匹林、延胡索乙素对小鼠痛阈值及痛阈值提高百分率的影响

组别	体重（g）	药物及剂量	给药前痛阈（秒）			给药后痛阈（秒）				痛阈提高百分率（%）			
			1	2	平均	15分钟	30分钟	45分钟	60分钟	15分钟	30分钟	45分钟	60分钟
甲													
乙													
丙													
丁													

【注意事项】

1. 小鼠选择雌性，雄性小鼠睾丸遇热敏感而易影响实验结果。

2. 给药前 2 次小鼠痛阈值平均值不应超过 30 秒，超过 30 秒者弃之。

3. 给药后 60 秒不舔足者，应迅速取出，痛阈值按 60 秒计算。

【思考题】

1. 疼痛产生的机制是什么？

2. 疼痛造模方法可有哪些？热板法动物选择有何特殊要求？

3. 从作用部位、作用机理、镇痛效价、临床应用、不良反应等方面比较吗啡、延胡索乙素、阿司匹林的作用区别。

第十五章　设计性实验

　　设计性实验是指采用科学的逻辑思维方法配合实验学方法与技术，对拟定的研究目标或问题进行的一种有明确目的的探索性研究，是一种开放式教学实验。其实验实施的基本程序与科研过程是一致的，通过设计性实验，可使学生初步掌握医学科学研究的基本程序和方法，培养学生严肃的科学精神、严谨的工作作风、勤奋刻苦的学风，有利于提高学生创新能力、自学能力、动手能力、科学思维能力及综合素质。

第一节　设计性实验目的

　　设计性实验与传统的医学基础性、综合性实验有着本质的区别。基础性、综合性实验教学每堂课都有固定内容，学习只需按实验指导的步骤进行实验，一般都可得到满意的结果。这类实验教学对于培养学生的基本理论、基本知识、实验技能、分析问题与解决问题的能力很有好处，因而也是必需的。但是，传统的实验教学缩窄了学生的视野，束缚了学生的思维，捆住了学生的手脚，学生未能主动参与，难以开发学生的创新精神与智力潜能。所以，一门实验教学课程仅有传统的实验教学内容是不够的。在医学机能学实验教学中设置设计性实验，以弥补传统实验教学的不足，通过基础医学机能学设计性实验教学，使学生初步掌握医学科学实验的基本程序和方法，培养学生独立进行科学研究能力是设计性实验的重要目的之一。

　　设计性实验是在老师指导下，成立由4~5名学生组成的实验小组，由查阅文献资料、调研、选题、设计实验方案和预实验、开题、正式实验、论文书写、论文答辩等步骤组成。通过设计性实验教学过程，打破了传统教学过程中以课堂、老师、书本为中心的教学模式，确立了老师在教学活动中的主导作用及学生在教学活动中的主体作用，充分调动了学生学习的积极性、主动性与创造性。设计性实验也促使老师对学生因材施教，这对于学生各方面能力的培养及综合素质的提高将起到极大的促进作用。

第二节　设计性实验的立题、设计与实施

　　设计性实验的基本程序包括：①明确实验目的，查阅文献，拟定立题报告。②设计实验方法和实验步骤，包括实验材料和对象、实验的例数和分组、技术路线和观察指标

等。③进行预实验，根据预试结果，调整或修改设计方案，正式进行实验。④收集整理实验资料并进行统计分析。⑤总结和完成论文，进行论文答辩。

一、立题

立题即选题，选题是科研中首要的问题，选题整齐与否决定着实验的成败，故学生选题时一定要注意选题的基本原则和要求，即课题要具有科学性、创新性、可行性和实用性。

二、设计

根据实验目的和要求设计实验方法。当实验因素只有 1 个（可为多个水平）时，可用完全随机设计。当实验因素按一定条件配成对或配伍时，可用配对设计或配伍设计。当实验因素多于 2 个，且因素间存在交互作用时，可用析因实验设计。当实验因素为 3 个，各因素间无交互作用且水平数相等时，可用拉丁方设计。当实验因素较多时（多于 3 个），各因素间存在交互作用，水平数相等或不等时，可用正交设计，这样可以用较少的处理组合数研究较多的实验因素，因而可以大量节约人力、物力。

三、实施

设计性实验实施可分为为 4 个阶段进行：

1. 第一阶段　动员发动、成立实验小组。首先由老师以专题讲座的形式向学生介绍实验设计的目的与意义、如何选题、设计的步骤、注意事项、实验中心现有的仪器设备、实验设计书的书写格式及如何进行论文答辩等。再以班级为单位，指导学生成立一个 4 ~ 5 人的实验小组。

2. 第二阶段　选题、完成初步设计方案。实验小组利用课余时间通过校园信息网络、图书馆，查阅文献、杂志，收集资料，选择感兴趣的研究方向，确定实验题目，写出详细的实验计划与设计方案。然后在老师指导下举行开题报告会。实验小组根据老师与同学提出的修改意见，进一步修改、完善实验计划与设计方案，并把实验所需仪器、设备、试剂、药品及动物计划上报实验中心。

3. 第三阶段　正式实验阶段。实验小组在实验老师指导下通过初期预实验，进行初步探索，进一步修改、完善实验方案，经过反复实验，直至最终按实验计划与设计方案完成实验。实验中心可安排老师指导学生实验。

4. 第四阶段　论文书写与论文答辩。实验完毕后，学生对实验结果进行分析、整理、统计、综合。按照论文正式发表的格式与要求写出所研究项目的论文，然后利用一定的时间在班上进行论文答辩。实验小组最后对论文做进一步的修改、完善。最后把论文交给指导老师评定成绩、存档。

第三节 设计性实验的组织与管理

一、选题与设计实验方案

在老师讲完设计性实验设计原理后，即向学生宣讲设计性实验的目的、实验步骤、方法与注意事项；介绍校园网以及图书馆的图书、杂志等情况，帮助学生成立实验小组；指导学生利用业余时间去查阅文献，为选题与设计实验方案做准备。

实验小组的学生可选择自己感兴趣的问题进行探索性研究。实验方案的设计应符合科学性、创新性、可行性和实用性的原则。设计的实验应有科学根据，不要想当然。实验应有一定的新意，可以进行以前做过的实验，增加一些新的实验指标，改进一些实验内容或方法等，切忌完全重复前人所做的实验。要求学生通过实验的探索能有所发现，观察到整体动物或离体器官组织功能的变化，再通过进一步的实验探讨影响这些变化的因素或引起这些变化的机制；也可在整体或离体实验中研究受体激动药与阻滞药的作用，从受体水平上探索药物作用的机制。

所设计的实验应是在本院校能提供的仪器设备、药物、试剂、实验动物、实验技术、实验时间条件下完成，并在实验设计中按对照、随机、可重复的原则，每个实验应有一定的动物数。鉴于学生以前习惯于传统的按实验指导规定的框框进行教学实验，从未自己独立进行未知领域的探索，因此在开题报告前，最好能由指导老师进行"设计性实验"专题讲座，重点讲授机能学设计性实验该如何选题，如何设计实验方案及进行实验，并可邀请高年级的学生代表介绍他们进行设计性实验的经验与体会，进行现场交流，可以使学生受到启发，起到鼓舞士气，增强信心的作用。

二、开题报告

实验小组在完成实验方案的设计后，应立即上交指导老师审定，然后根据指导老师的意见进一步修改和完善，做好开题报告的准备、投影片的书写，安排好主要报告人、补充者、答题者，让组内每个学生都有锻炼的机会。

开题报告以班为单位组织，可由班长或学习委员主持。先由每个课题小组向全班做开题报告。报告内容应包括设计性实验的题目、实验目的、实验的基本原理、实验材料与方法、预期的结果及可能存在的问题等，时间为 10 ~ 15 分钟。然后由学生与指导老师提问，课题小组作答，指导老师要注意掌握答辩的方向，启发诱导，让学生对课题发表意见。鼓励学生畅所欲言，展开争论，注意控制答辩时间。最后老师汇总意见，对每个课题设计方案提出修改与完善的意见或建议，学生查阅有关文献资料或请教有关学科老师再进行修改计划。学生根据意见进一步修改，充实、完善实验设计方案，并上报给指导老师。指导老师审定通过后，交实验中心批准后准备实施。对于科学根据不足、缺乏新意、完全重复别人的实验，技术难度太大、缺乏相应的试剂与仪器，或在有限的实验时间内无法完成的实验（如慢性动物实验）应及早修改或删除。

三、正式实验

学生进行实验，要分工合作，人人参与，大家动手，齐心合力。指导老师对学生要严格要求，实验操作要规范，观察记录结果要及时、客观，鼓励学生自己制作简单实用的实验器材，以弥补实验室器材不足。在指导学生实验过程中，老师应采取启发诱导、提示的方式引导学生自己找到解决问题的方法。这有助于开发学生智力潜能，提高其分析问题与解决问题的能力。为了加强对学生的针对性指导，可在电生理实验室、心血管实验室、离体器官实验室、病理模型及实验治疗实验室、药代动力学实验室固定配备相对有经验的老师指导学生实验。

由于教学时数比较有限，因此在设计性实验中晚上及假日要开放实验室，提供实验器材及动物，让学生做实验，届时应适当安排老师与技术人员值班，对学生实验进行指导。

四、设计性实验论文的撰写

设计性实验论文书写与一般的实验报告有所不同，要求按照正式论文格式书写。具体如下：

1. 标题 要求反映研究课题的基本要素，字数最好不要超过 25 个字。

2. 作者及班级 按照贡献大小进行排名，并注明所在年级、班级与指导老师名字。

3. 摘要 按照实验目的、实验方法、实验结果、结论四个部分进行描述，要求有重要的数据，能概括全文的主要内容与观点，字数以 350 字以内为宜。

4. 前言 简要说明有关领域的研究概括和本实验研究的立论与宗旨。

5. 材料与方法 包括实验动物、药品、仪器、实验分组、实验模型、实验过程、数据、处理等。

6. 实验结果 用文字及图表表示。实验结果一般不用原始数据，而通过统计分析后用图表达，并且应有统计科学结论。

7. 讨论 根据实验结果并结合有关理论和文献资料进行分析。

8. 参考文献 只列重要的文献，注明作者、标题、杂志或书名、出版社或发表时间、卷、期、起止页码等。

五、论文答辩

在各实验小组完成论文写作，做好论文答辩的充分准备后，召开论文答辩会。论文报告的内容包括：实验题目，实验目的、材料与方法，实验结果与讨论，结论等。提问者则从实验设计的目的性、科学性、可行性与创新性，实验结果的可靠性，分析讨论的逻辑性，实验结论的准确性等几方面加以讨论。对其中创新性较强、难度较大的实验可汇报阶段性结果，以后申请学生业余科研基金，把该项科研继续进行下去。老师应引导学生对每个课题小组的实验结果进行科学分析，由表及里，从现象到本质，指出实验成功之处，以肯定学生成绩，也要找出实验不足之处及分析其原因，进一步提出完善论文的意见。通过论文答辩使学生受到启发，开阔视野，增长知识，提高分析问题、解决问题的能力及语言文字的表达能力。

六、实验中心的准备

1. 实验中心根据各实验小组需要的仪器设备、药品、试剂、动物的上报计划进行审定，并安排教学预备室按计划做好准备。

2. 教学预备室要根据各实验小组的实际安排做好工作调整，保证晚上和休息日有专人值班。

3. 教学预备室要做好日常仪器设备的保养与管理工作，及时检修有故障的仪器设备，使仪器设备尽量保持完好的备用状态。

4. 教学预备室要安排专人负责仪器设备、药品、试剂的管理与发放工作。一般手术器械、实验用品专柜保管，每组1套。每组设专人负责申报仪器药品计划，按计划领取仪器药品。切忌很多学生一起到预备室领物品，造成忙乱。

5. 教学预备室技术人员要深入到实验室协助指导老师指导学生实验，帮助学生排除实验仪器设备故障。

第四节　设计性实验成绩的评定

对学生设计性实验成绩的评定贯穿于此项实验探索的全过程，以设定设计性实验占本门课程总成绩的40%为例，可按下述评分细则进行评价。

一、实验选题与实验设计

根据选题是否符合科学性、有无新意、是否可行及设计方案的明确目的性和方法的简便性进行综合评定。其中设计质量从科学性、可行性与创新性三方面考虑。科学性指实验必须从科学原理出发，符合科学研究的基本要求。可行性强调要根据现有条件（时间、动物、仪器设备、药品及试剂）进行设计，提倡用简洁的方法解决一两个问题。对于创新性，只要是学生以前未做过的或根据实验需要做一定改进的都可算具有创新性。分优、良、中、一般四个档次，得分分别为7、6、5、4分。

二、实验过程与结果

根据在设计性实验进行过程中学生实验操作是否熟练、规范，观察与记录的实验结果是否客观，是否准确可靠，以及实验技术的难度大小进行综合评定，对于难度较大、创新较多的实验，即使未能得出理想结果也可根据实际情况给予较高分数。分优、良、中、一般四个档次，得分分别为10、8、6、4分。

三、实验论文书写质量

根据论文的格式是否正确，论点是否突出，条理是否清楚，文字是否精炼，分析讨论是否科学，逻辑推理是否准确，做出的结论是否恰当、合理，参考文献是否规范等方面进行综合评定，分优、良、中、一般四个等级予以计分，得分分别为 7、6、5、4 分。

四、答辩表现

答辩表现主要由老师根据小组成员在开题报告和论文答辩过程中的表现来确定。由指导老师或其他组学生对其报告的论文提出问题，被评小组学生均有机会回答问题。提问内容包括：文献准备与背景知识，设计思路与技术手段，操作环节与实验结果，分析讨论与存在问题等；同时根据报告者表达性、艺术性按优、良、中、一般四个等级予以计分，分别记 7、6、5、4 分。

五、小组互评

各实验小组成员对其他组进行论文报告和答辩时其实验设计质量、实验结果的合理性，论文质量及论文报告，答辩情况予以综合评定，现场按优、良、中、一般四个等级分别给出 4、3、2、1 分，各组评分的平均值即为被评小组学生的共同得分。

六、在实验设计和论文中的排名得分

每名学生在实验设计和论文中的排名由各小组根据个人在设计性实验进行过程中贡献的大小（包括文献调研、实验选题、实验方案、实验操作、结果整理与论文撰写等方面）综合评定，并报指导老师审定。实验设计和实验论文的第一、第二、第三作者及以后作者分别计 5、4、3、2 分。